최송희 교수의 젊게 사는 비결 91가지

누구나
10년 더
젊어질 수
있다

최송희 교수의 젊게 사는 비결 91가지

누구나 10년 더 젊어질 수 있다

최송희 대체의학 박사

좋은 책 좋은 독자를 만드는 —
(주)신원문화사

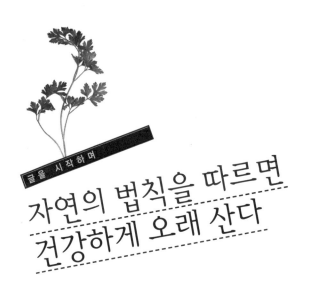

자연의 법칙을 따르면 건강하게 오래 산다

다큐 채널에서 '인간 대 자연'이란 프로를 종종 본다. 살아남기 힘든 열악한 환경에서 온갖 방법으로 살아남는 한 남자의 모습을 찍은 필름이다.

서양 사람들은 이렇게 자연과 대결해서 이겨내야 할 대상, 정복해야 할 대상으로 본다. 때문에 산을 올라도 꼭 정상까지 가야 직성이 풀리기에 꼭대기에 오르면 산을 정복했다고 외친다.

그러나 동양적인 시각에서 자연은 대결이나 정복의 대상이 아니라 인간을 품는 큰 둥지라 여긴다.

그 둥지 속에는 우리를 살리는 모든 것이 있다. 우리 몸이 자연의 일부이니 병에 걸려도 자연 속에서 회복의 길을 찾는 것이다.

그래서 자연의 법칙에 따라 살면 대개의 병은 회복된다. 대결의식이 순응의식으로 바뀌면 되는 것이다.

이게 잘 안 되는 건 우리의 욕심 때문이며, 욕심으로 인해 쉽게 늙고 병이 드는 게 우리 모습이다.

　바른 자연요법을 한다는 것은 내 마음의 욕심을 내려놓고 그동안 욕심으로 쌓인 몸의 독들을 밖으로 내보내는 작업이다. 그러나 사람은 욕심 그 자체이기 때문에 이게 쉽지 않은 일이다. 그래서 청지기 의식이 필요한 것이다.

　내 몸은 내가 만든 게 아니며 내가 관리할 뿐이라는 것을 모르면 절대 욕심을 내려놓을 수 없다. 또한 인생이 아주 짧다는 것을 잊고 영원히 살 것처럼 생각하면 욕심은 더 커진다.

　이렇게 살다가 죽을 병에 걸려야 비로소 사람들은 자기 욕심을 알게 된다.

　많은 사람들의 가장 중요한 관심사인 건강과 노화는, 자기중심적인 가치관이 변해야 건강에 맞는 방법을 선물 받게 된다.

　몸에 좋은 몇 가지 음식을 먹는다고, 보톡스 주사를 맞는다고 해서 젊고 건강하게 살 수 있는 건 아니다. 진정한 자연요법은 바로 내 몸을 만든 창조주의 뜻대로 사는 삶이다.

　이렇게 살았던 수천 년 전의 사람들은 100세를 훨씬 넘게 살았고 100세 넘어 자녀도 낳았다.

　그동안 건강과 노화에 대해 칼럼으로 올렸던 글들을 책으로 펴내게 되었는데 단순한 건강 서적 이상의 의미를 넘어 독자에게 읽혔으면 하는 바람이다.

2010년 초가을　저자 최송희

3 미용 건강 화장품을 버리자

4 생활 건강 물구나무서기를 하자

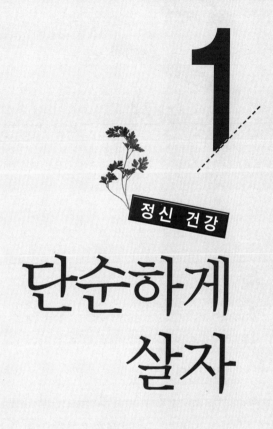

1

정신 건강

단순하게
살자

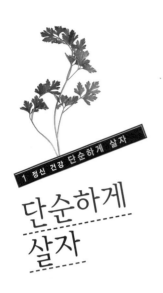

단순하게 살자

이 세상에서 가장 오래 산 사람은 누굴까?

그는 수천 년 전 중동지방에 살았던 므두셀라라는 사람이다. 그는 무려 969세에 죽었다, 그뿐만 아니라 그 시대에 살았던 사람들은 팔백 살, 구백 살을 보통으로 살았다. 그러나 시대가 가면서 점점 수명이 짧아져 백 몇 십 살로 줄어들다가 요즘처럼 백 살을 못 미치는 평균수명으로 떨어졌다.

수백 년을 살았던 시대에 비해 이 시대는 모든 것이 오염되었다. 공기도 오염됐고 물도, 먹을거리도 다 깨끗하지가 못하다.

사람들의 마음은 훨씬 더 오염되어 있다. 수명이 길었던 시대의 사람들은 매우 단순한 삶을 살았다.

농사를 짓거나 목축을 해서 몇 가지만을 먹는 단순한 식생활을 했고 삶의 방식도 아주 단순했다. 현대인의 복잡한 생활에 비한다면 너무나 심플라이프다. 그래서 오래 산 것이다.

단순해진다는 것은 오래 살 수 있는 첫 번째 비결이다.

단순하게 살면 스트레스가 없어지고 몸과 마음이 쉽게 지치지 않는다.

가령 농사일을 해본 이는 알겠지만 밭에서 일을 하다보면 머리에 쓸데없는 잡념이나 고민이 떠오르지 않고 아무 생각 없이 일에 몰두하게 된다.

그것도 적당한 햇볕과 바람이 있는 들에서 일하면 오래 일해도 몸이 파김치가 되지 않는다. 그러나 머리를 복잡하게 굴리며 압박감 속에서 일하면 몸을 움직이지 않는데도 몇 시간만 지나면 끔직한 피로감이 몰려온다.

증권회사에서 일하는 지인이, 증권에서 일하는 사람은 오래 못산다고 푸념하며 말하는 걸 들은 적이 있다. 가격이 올라갈까 내려갈까 끝없이 스트레스를 받고 폭락이라도 하면 바로 고객에게서 분노로 들끓는 전화가 와서 시달리다 보면 지옥이 따로 없다는 것이다. 그러니 이런 환경에서 오래 견뎌낼 재간이 없다는 것이다.

많은 사람들이 복잡하게 사는 원인은 바로 돈 때문이다. 복잡하고 스트레스를 많이 받는 일은 대개 남보다 돈을 많이 번다.

어느 젊은 여성은 외국계 컨설팅 회사를 다니고 있는데 일의 압박이 심해서 그로 인한 스트레스로 우울증 진단을 받고 처방 약을 먹어가며 버티고 있다. 물론 일에 대한 즐거움도 없다.

그녀가 그럼에도 회사를 그만두지 못하는 것은 돈과 사회적 체면 때문이다. 정작 하고 싶은 일은 따로 있음에도 압박감 속에서 일하고 있는 그녀는 참 불쌍한 사람이다

단순하게 산다는 것은 돈을 어느 정도 포기하는 삶일 수밖에 없다. 단

순한 일에는 돈이 잘 따르지 않기 때문이다.

　돈과 건강을 다 얻겠다는 건 두 마리 토끼를 잡겠다는 것인데 이런 욕심은 실제로 허락되지 않는다. 우리는 돈이냐 건강이냐 둘 중에 하나를 선택해야 한다.

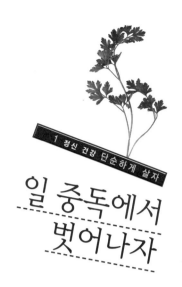

일 중독에서
벗어나자

일 년 열두 달 하루도 쉬지 않고 일하는 일
중독증 증세를 가진 이가 있다.

그는 자신이 부지런한 인생을 사는 것에 자부심을 느끼며 그것을 주위
사람들에게도 자랑스럽게 얘기하곤 한다. 그가 가장 싫어하는 사람은
'게을러터진 인간'이었다.

최근에 그는 아내의 성화에 못 이겨 저녁 시간에 걷는 운동을 시작했다.

그 시간만이라도 오순도순 얘기를 나눌 수 있을 것으로 기대했던 아내
는 그만 실망하고 말았다. 남편이 산책 내내 귀에다 이어폰을 꽂고 영어
회화를 공부하기 때문이다.

같이 걷긴 해도 정신은 영어 테이프 듣기에 몰두하는 남편이 도저히
못 말릴 사람이라는 걸 깨달은 아내는 외롭고 서글픈 마음으로 그 뒤를
터덜터덜 걸을 수밖에 없었다.

그 남편은 늘 빽빽이 적은 일과표를 지키기 위해 쉴 새 없이 하루를 보

내며 아무리 늦게 자도 일찍 일어나고 일 이외에 다른 것은 별 관심이 없는 전형적인 워커홀릭(일 중독)이었다.

일 중독증에 걸린 사람들은 완벽을 추구하며 성취지향적인 경향을 보이고, 자기 능력을 과장되게 생각해서 자기가 없으면 일이 제대로 안된다고 생각한다. 그러니 일을 안 하면 맘이 편치 않을 수밖에 없다.

휴일에도 일을 하고 휴가는 거의 가지 않으며 근무시간 이후에도 주로 일에 매달려 산다.

운전하는 시간에도 업무와 관련된 전화통화로 쉴 새가 없고 일에 빠져 가족들이나 주위사람을 잘 챙기지 못하다 보니 인간관계에 문제가 생기기 쉽다. 대개 권위주의적인 성격의 사람들이 일 중독에 잘 빠지는데, 그 사람들은 완벽을 추구하며 경직된 사고를 가졌기 때문이다. 이들은 일하지 않으면 죄책감을 느낄 정도로, 여가란 노는 것이며 놀이는 부도덕한 것이라는 고정관념에까지 사로잡혀 있는 경우가 많다.

다른 중독증과 마찬가지로 일 중독자도 면역력이 떨어져 여러 가지 병에 걸릴 위험이 높다. 만성피로나 식욕저하를 잘 느끼며 감기에 잘 걸리고 고혈압, 우울증에도 약하다.

뇌졸중이나 스트레스성 심근염, 심부전증, 협심증 등과 같은 심혈관 질환에 걸릴 확률이 높고 제때 밥을 챙겨 먹지 않아 위장병에 잘 걸리며 교감신경이 계속 흥분해있기 때문에 장운동도 위축되어 대장염 증상도 잘 나타난다.

무엇보다 심각한 것은 주위사람들과의 인간관계다. 일 중독자들은 자기 생각이나 능력을 과신해서 남의 말을 잘 듣지 않고 고집이 세며 가족들의 외로움 같은 것은 생각하지 않는다.

미국 같으면 벌써 이혼 당했을 남자들이 그래도 착하고 인내심 많은 한국의 아내들 덕분에 이혼을 면하고 살아가고 있는 것이다.

이러한 남자들은 넥타이를 풀어놓고 친구와 어울리는 시간이 있을 리 없고 모든 만남에서 우선되는 것은 항상 일이기 때문에 진정한 친구가 생기기 힘들다.

식사시간이 아까워 가장 빨리 나오는 메뉴인 비빔밥이나 국밥을 선택한다면 그는 틀림없이 일 중독자다.

자신이 워커홀릭이라는 생각이 든다면 하루 30분 만이라도 자신을 위한 느긋한 시간을 가지며, 말하고 먹는 것도 좀 천천히 해서 몸이 노상 교감신경 흥분상태에 빠져 있는 것을 바꾸어야 한다.

일 중독자들은 일을 해야 긴장과 흥분을 느끼는데, 이때 노르에피네프린 호르몬이 쾌감을 자극해 이것이 중독을 지속하게 만든다. 그러니 마약중독과 닮은 점이 있다.

조물주가 사람을 만든 것은 일만 하라고 만든 것이 아니다. 쉴 줄 모르는 사람은 주위 사람을 생각하고 사랑할 여유가 없다.

주위사람을 사랑할 시간조차 없다는 것은 정말 불행한 인생이 아닐 수 없다.

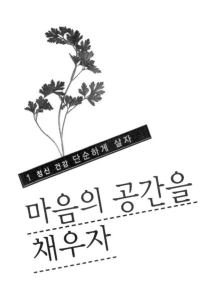

마음의 공간을 채우자

최진실 씨에 이어 동생 진영 씨도 자살로 삶을 끝냈다. 두 사람 모두 미모와 재능을 지닌 인기 연예인임에도 우울증을 앓았으며 끝내 그것을 극복하지 못하고 동일한 자살 방법으로 죽음을 택하고 말았다.

우리는 가진 것이 많거나 누리는 것이 많으면 마음이 즐겁고 슬플 일이 없을 것 같은데 사실은 그렇지 않다. 아무리 외모가 출중해도, 아무리 돈이 많아도, 아무리 성공을 해도, 우울증에 걸리는 사람이 많다.

우리가 아는 유명한 사람들 중에도 우울증으로 고생한 이들이 적지 않다. 위대한 지도자였던 링컨 대통령이 우울증으로 고통을 받았으며, 작가 헤밍웨이도 우울증으로 권총 자살을 택했다.

낙천적으로 보이는 처칠 수상이 우울증에 걸렸다는 것도 의외이며, 만유인력의 법칙을 발견한 뉴턴이 우울증이었다는 사실은 누구라도 우울증에 걸릴 수 있다는 것을 말해준다.

이런 것을 성공 우울증이라고 하는데 자녀가 일류대학에 합격한 엄마나 높은 자리에 진급한 사람들이 걸리는 우울증이다.

물론 실패 우울증도 있다. 하는 일마다 안돼서 인생이 비참하게 느껴지고 낙오자가 된 느낌 때문에 우울증에 걸리는 사람도 많다.

성공 우울증이든 실패 우울증이든 아니면 권태에서 오는 우울증이든 우울증 환자의 마음속에는 뻥 뚫린 공간이 있다. 아니, 사실 모든 사람의 마음속에는 이 공간이 있다.

그래서 이 공간을 돈이나 성공, 사랑, 자녀, 미모, 인기, 지식 등으로 채우려고 안간힘을 쓰지만 막상 그것들로 채워질 줄 알았던 공간이 채워지지 않으면 허탈해져서 우울증에 걸리는 것이다.

호르몬의 변화 때문에 오는 산후 우울증이나 갱년기 우울증도 있다. 그러나 이런 경우도 마음의 공간이 채워지면 우울증은 없어진다.

얼굴이 예뻐지면 기분이 나아질까 해서 성형수술을 받는 사람이 있지만 그것도 좋은 방법은 아니다. 많은 돈을 들여 성형수술을 몇 차례 했는데도 여전히 얼굴이 마음에 들지 않아 집안에 틀어박혀 지내는 여성들이 한둘이 아니다.

취미생활을 하라고 권하는 사람도 있고 운동을 해보라고 처방하는 사람도 있다. 그러나 우울증 환자들은 그런 것을 하고 싶어 하지 않는다. 게다가 근본적인 해결책도 되지 않는다.

정말 이들에게 필요한 것은 자기 속에 있는 빈 공간을 드러내어 말하는 것이다. 그래서 정신과에 가서 상담을 하는 것이 필요하고 또 항우울제 약을 먹는 것이 좋다. 이런 치료를 받지 않는 사람들이 극단적인 선택을 하게 되고 심지어 자살로 삶을 마감하기도 한다.

정신과에 가는 것을 수치로 생각하는 사람은 자신을 특별하게 여기는 교만한 사람이다. 성공한 사람일수록 이런 교만 때문에 병원에 가지 못한다.

병원에 가지 않고 자신의 얘기를 쏟아놓을 수 있는 곳이 또 있는데 그건 자기 속에 있는 우울과 분노, 슬픔, 열등감 따위를 그대로 쏟아내어 함께 얘기할 수 있는 공동체다.

이건 수다의 차원이 아니라 고백의 차원이며, 카타르시스의 장이며, 치유가 이루어지는 곳이다.

모두가 상처투성이의 환자이기 때문에 서로 부끄러울 것도, 숨길 것도 없이 마음의 문을 열고 대화를 해서 상처가 낫고 우울증이 낫는다. 이런 곳을 가지 못했기 때문에 진실 씨나 진영 씨가 그렇게 삶을 마감한 것이다. 우울증은 그래서 빨리 치료해야 한다.

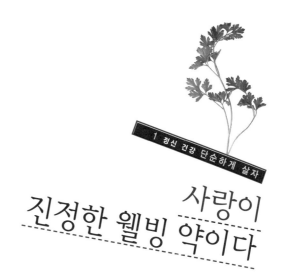

사랑이
진정한 웰빙 약이다

청순한 미모의 한 젊은 여자가 두만강 가에 우뚝 멈추어 섰다.

어른 허리까지 오는 얕은 강물 속에 시체 한구가 떠 있었다. 굶주리고 굶주리다 강 건너 중국 쪽으로 오던 어느 북한 주민이 강을 건너다 넘어졌는데 다시 일어날 기운이 없어서 그만 그 자리에서 익사하고 만 것이었다. 뼈만 남은 앙상한 그 시체에 까마귀가 앉아서 그나마 남은 살점을 뜯어먹다가 인기척이 나자 푸드득 날아갔다.

젊은 여자는 처참한 그 광경에 오열이 끓어오르는 것을 억누를 수 없었다. 그때 그녀의 마음 깊은 곳으로부터 커다란 음성이 들려왔다.

"나는 아프다. 너는 어떠냐?"

조명숙이라는 한 여자가 인생의 전환점을 맞이한 순간이었다.

이 사건이 발단이 되어 그녀의 탈북자 돕기는 목숨을 건 북한 주민을 탈북시키기 시작하여 오늘의 여명학교(탈북자 아이들을 위한 학교)에 이르기까지 계속되고 있다.

굶어 죽지 않기 위해 북한 땅으로부터 도망쳐나온 아이들은 그녀 같이 목숨 걸고 쏟아 붓는 사람들의 사랑의 힘으로 이 땅에 가냘픈 뿌리를 내리고 있다.

스물 몇 살짜리가 열두어 살로 보일만큼 성장기에 겪은 영양실조의 흔적이 역력한 이 아이들은, 북한에서는 먹을 것이 없어서 풀뿌리를 뜯어 먹다 수많은 사람이 죽어 가는데 여기서는 너무 많이 먹어서 살까기(다이어트)를 하는 것이 잘 이해가 안 된다.

어느 아이는 어머니가 북한에서 풀을 뜯어 먹다 병에 걸려 죽어가면서 "내가 닭알 하나만 먹으면 살겠다"는 말이 가슴에 박혀 닭알(계란)을 보면 차마 입에 넣지 못하고 목이 멘다고 한다.

한 해에 300만 명이 굶어 죽기도 한 이북 땅에 사는 사람들에게 삶은 생활이 아니고 생존이다. 그러니 우리가 논하는 참살이 따위는 있을 수도 없는 일이다.

우리나라에 와 있는 외국인 노동자들도 가난한 나라에서 고생을 하다가 왔지만 그들은 자기네가 북한보다는 훨씬 잘 살고 행복하다고 말한다.

죽어가는 사람들의 절규와 신음이 하늘에 닿았으니 북한은 조만간 무너지게 되어 있다. 그런데 사람들은 통일통일 하면서도 사실은 봉일을 두려워한다. 그 대가가 크기 때문이다.

경제적 대가뿐만 아니라 사회적, 문화적 혼란 등 어려운 문제가 많다는 것은 각오해야 한다. 그때 그 차이를 좁히고 이 땅을 회복시키기 위해 앞장설 수 있는 이들이 바로 탈북자들이다. 그중에서도 순수한 마음으로

이 땅의 사랑을 받아들인 아이들이다.

의식이 있는 탈북자 아이들은 자기네가 그 일을 위해 죽을 목숨이 살아 이렇게 남한에까지 내려왔다고 말한다.

그래서 우리는 먼데 있는 북한동포를 도울 것이 아니라 가까이에 있는 탈북자들부터 도와줘야 한다. 경제적인 도움만 말하는 것은 아니다.

같은 직장에 이런 이들이 있어서 말투가 익숙하지 않고, 하는 일이 서툴게 느껴져도 따뜻하게 안아주고 격려해주는 것이 정말 도와주는 일이다. 같은 학교에 그런 아이들이 있으면 놀리지 말고 친구가 되어 같이 놀아주는 것이 돕는 일이다.

이건 그들을 위한 일만이 아니라 우리를 위한 일이다. 사랑은 주는 사람에게 무진장 행복감을 안겨주는 진짜 웰빙 약이니까 말이다.

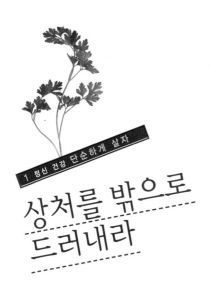

상처를 밖으로 드러내라

아프리카 콩고에 내전이 한창일 때의 일이다. 험악한 내전 때문에 많은 사람들이 죽고 외국인들은 거의 본국으로 피신을 했을 때 로즈 헬렌이라는 여자 선교사는 끝까지 위험한 콩고에 머물렀다. 불쌍한 콩고 사람들을 두고 갈 수 없었기 때문이다. 그녀는 자꾸만 가까워져 오는 무서운 소문에 두려움을 느끼면서도 간절한 기도를 통해 마음의 평화를 지키고 있었다.

마침내 그녀가 있는 마을에도 반군들이 들어왔다. 굶주린 짐승처럼 포악해진 그들은 추장을 잡아서 마을 사람들이 보는 가운데 산채로 가죽을 벗긴 후 그 살을 씹어 먹는 끔찍한 짓을 했다. 그리고는 닥치는 대로 사람들을 죽이고 급기야는 헬렌을 마구 때리고는 집단으로 성폭행을 했다. 차마 입에 담을 수 없을 정도로 처절한 고통을 당했고, 연약한 헬렌은 어찌해 볼 도리가 없었다.

이렇게 처참한 일을 겪으면 대개의 사람들은 제정신을 회복하지 못한다. 외상 후 스트레스라는 정신적 고통에 시달리기 때문이다. 그런데 헬렌은 그런 악몽을 이겨내고 완전히 회복되었다. 자기가 당한 일을 사람들 앞에서 털어놓을 수 있는 용기를 구했기 때문이다.

많은 사람들이 지나간 날의 기억 때문에 괴로워하며 현재의 삶까지도 망가지게 만드는 일을 하곤 한다.

중학생 시절부터 몇 년 동안 가까운 남자에게 성폭력을 당해온 고통으로, 사람들을 기피하는 고립적인 삶을 살아오다 결혼을 하지 않은 여성이 있었다.

그녀에게는 삶 자체가 고통이었다. 그러던 중에 지인의 설득으로 자신의 속마음을 털어놓기로 하였다. 어렵게 결심을 하고 자신이 당한 고통을 다른 사람들 앞에 털어놓던 날, 격심한 고통으로 그녀는 얼굴이 새하얘지고 구토까지 일으키며 힘들어했다.

그러나 얘기를 하고 나자 그녀는 이전보다 한결 마음이 평안해지고 가벼워지는 걸 느꼈다. 게다가 그녀의 이야기를 들은 어떤 부인이 자신에게도 그와 비슷한 일이 있었다고 눈물을 흘리며 지난날의 이야기를 꺼내놓았다.

그 부인을 보며 자신의 이야기를 하는 것만으로도 다른 사람을 살리는 일이 된다는 것을 깨달은 여자는 그 후부터 힘든 이들에게 자기 이야기를 했고 더 이상 그것은 고통이 되지 않았다.

그녀는 지금 카자흐스탄에서 자기 이야기를 계속 하고 있다. 그곳에는 너무 많은 사람들이 성적 폭력으로 인한 상처에 시달리고 있기 때문이다.

엄마를 때리고 자녀를 구타한 아버지에 대한 상처 때문에 결혼생활에서도 문제를 일으키는 남자가 있는가 하면, 밖에 나가서는 천사인데 집에 들어오면 무섭게 변해서 가족들을 괴롭히는 엄마에게 받은 고통 때문에 불행한 삶을 사는 여자도 있다. 모두가 상처를 밖으로 드러내지 못하고 견뎌오다가 곪아서 터진 결과다.

폭력적인 아버지를 참아오다가 중년이 되어서 그 아버지를 살해한 경우도 있다면 상처를 안으로 곪게 만드는 것은 정말 하지 말아야 할 일이다.

상처를 치료하려면 밖으로 드러내야 하는데 그게 참 어려운 일이다. 그래서 평안하고 아무 문제가 없는 사람들 앞이 아니라, 상처 때문에 힘든 사람들이 있는 곳에 가서 내 상처를 드러내고 남의 상처를 봐야 한다.

압력밥솥의 김을 한꺼번에 빼려면 터지지만 조금씩 빼면 아무 문제가 없듯이 조금씩 상처를 드러내다 보면 그 상처는 어느새 아물어가고 고통이 쌓여 폭발하는 일은 일어나지 않는다.

내 마음 속 상처가 아직도 곪고 있다면 결코 평안한 삶을 살아갈 수 없다.

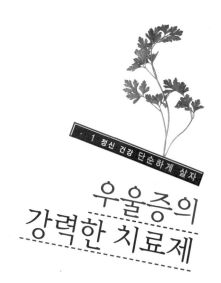

우울증의
강력한 치료제

벚꽃이 활짝 피어 만개한 거리는 눈이 부시도록 밝은 기운이 넘치지만 아름다운 봄날에도 어둠 속에서 웅크리고 있는 사람들이 있다. 이름 하여 우울증 환자들이다. 우울증이 그들을 캄캄한 터널 밖으로 나가지 못하게 하는 것이다.

차라리 몸이 아픈 병은 약을 쓰든지 수술을 하면 눈에 보이는 결과라도 있는데 마음의 병은 잘 낫지도 않고 사람을 지치게 만들고 절망으로 이끌기도 한다.

심한 우울증으로 거의 죽음 직전까지 갔던 A라는 여성이 있다. 20년 전, 그녀의 봄은 찬란했다. 국내 최고의 법대를 졸업하고 고시에 패스했을 뿐 아니라, 미국에서 로스쿨까지 마친 인물 좋고 집안까지 좋은 신랑과 결혼을 했기 때문이다.

최고의 신랑과 결혼하면 최고의 인생이 펼쳐질 줄 알았던 그녀는 그것이 커다란 착각이었음을 바로 깨달았다. 남편은 겉으로는 멋있었지만 속은 전혀 멋있는 사람이 아니었다. 아내를 학대하는 수준이 잔인의 경지에 도달한 그는 늘상 폭력을 휘둘렀는데 다른 사람들 앞에서는 내가 언제 때렸냐 하면서 증인이 없는 점을 악용하곤 했다.

그는 아들이 아닌 딸을 낳았다며 아내를 때리고, 두 번째 아이를 낳았을 때 역시 또 딸이라며 더 때리고, 아이들에게도 잔인한 태도로 상처를 주곤 했다.

미국에서 살 때는 때리는 소리에 옆집에서 경찰을 부른 일까지 있었다.

그는 새것을 좋아한 나머지 집, 차, 옷 등을 노상 새것으로 바꿨는데 당연히 아내도 바꾸고 싶어서 외도를 밥 먹듯이 했다.

그는 아내를 내쫓고 싶어서 별짓을 다했는데 고통스러운 결혼생활로 우울증에 빠진 아내를 정신병으로 몰아가며 이혼의 구실을 만들었다. A는 친정에 가서 고통을 호소했지만 저렇게 잘난 남편을 네가 어디서 만나냐며 오히려 핀잔만 들었다.

젊은 비서와 살림을 차린 남편은 마침내 제발 이혼은 유보시켜 달라는 그녀를 집에서 끌어내느라 코트의 단추를 다 뜯어버리고 옷을 찢으며 집에서 내쫓았다. 울부짖는 딸들을 더 이상 만나지도 못하는 아픔은 이루 말할 수가 없었다. 위자료도 한 푼 없는 맨몸이었다.

그녀는 친정에 돌아와 온갖 구박을 받으며 우울증의 나락으로 떨어져 거의 폐인이 되다시피 해서 정신과에 다녔다.

남편과 친정과 모든 인간관계에서 버림받은 그녀가 깊은 우울증으로부터 벗어나게 된 것은 기적일 수밖에 없었다. 그 기적은 신앙 공동체 안에서 그녀의 고통을 고백하는 오픈을 통해 이루어졌다.

사람들은 힘든 일, 고통스러운 일들을 많은 이들 앞에 드러내놓는 것을 꺼린다. 수치스럽게 느껴지기 때문이다.

그러나 사람들 앞에 자신의 상처를 드러내는 일이야말로 가장 강력한 치료제이며 사람을 살리는 약이 된다.

우울증에 효과가 있는 몇 가지 방법들이 있긴 하다. 저지방 식사를 하고 단 음식을 줄이며, 생선을 많이 먹고 햇볕을 하루에 20분 이상 쬐며 운동을 하는 것이다. 물론 약도 먹으면서 말이다.

그러나 그 어떤 처방이나 약도 상처를 오픈하는 고백만큼 강력한 치료 효과를 낼 수는 없다.

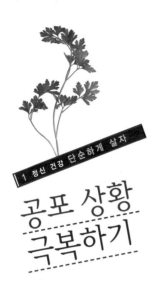

공포 상황 극복하기

심약한 사람들은 엄두도 못 낼 일이 있다. 까마득히 높은 곳에서 뛰어 내리는 번지 점프를 한다든지 맨손으로 절벽을 올라가는 사람들, 한마디로 공포를 즐기는 사람들이다.

그보다 간이 작은 이들은 플라잉 피시를 타거나 공포영화를 본다. 공포라는 건 끔찍하고 피하고 싶은 것이지만 한편으로는 그것을 은근히 즐기고 싶은 심리가 사람들 속에는 있다. 특히 날씨가 더워지면 더위를 잊기 위해 많은 이들이 공포영화를 보러 간다.

공포를 느끼게 되면 심장박동이 빨라지고 호흡이 가빠지는데, 이는 산소를 더 많이 공급하려는 자연스런 몸의 반응이다.

식은땀이 흘러 피부가 미끈거리는 것은 쉽게 붙잡히지 않으려는 방어작용이며, 동공이 커지는 것은 더 많은 빛을 들어오게 해서 시야를 확대해 잘 보려는 방어작용이다. 그리고 입에 침이 마르는 현상은 공포 회피 반응에 도움이 안 되는 소화활동을 억제하기 위한 것이고, 근육이 수축

되는 것은 경계를 늦추지 않아 공포에 대항하거나 도망칠 준비를 하기 위한 것이다. 흔히 공포를 느끼면 머리끝이 쭈뼛 서는 느낌이 드는데 기모근의 수축으로 모공이 수축되어 털이 일어서는 현상의 하나다.

교감신경이 극도로 활동하는 이 시기가 지나면 반대로 부교감 신경이 작용해서 심장 박동이 느려지고 근육의 긴장도 풀리며 땀이 증발해서 체온은 내려가 몸이 서늘해지는 것을 느끼게 된다.

이 맛 때문에 여름이면 공포영화와 아찔한 스포츠가 인기를 끈다.

어떤 종류의 공포든 공포 반응은 위기 속에서 다치거나 죽지 않으려는 인체의 자연스러운 생리 반응이다.

사람의 몸과 마음은 살려는 본능으로 가득차 있다. 사형장으로 끌려가는 죄수가 다리에 힘이 풀려 걷지 못하는 것은 달아나거나 피할 방법이 없기 때문이다.

"내가 빨리 죽어야지"라고 입버릇처럼 말하는 90세 넘은 시어머니가 그 말을 마치기 무섭게 "내 약 어디 있냐?"라고 하는 것은 전혀 돌아가시고 싶은 맘이 없다는 것을 말해준다.

내 목숨이 귀하면 남의 목숨도 당연히 귀하다. 어떤 사상이나 목적도 사람의 목숨을 뺏을 만큼의 가치는 없다.

오래 전에 일가족을 살해해서 붙잡힌 김대두라는 남자가 있었다. 그는 사형수가 되어 짐승처럼 난리를 치는 중에 어떤 사람을 만나 비로소 자기 죄를 뉘우치고 새 사람이 되어 다른 죄수들을 성자처럼 섬겨서 많은 흉악범들의 마음을 돌이키게 만들었다.

그러다가 어느 날 평안한 얼굴로 노래를 부르면서 사형을 당했다. 자기 죄를 용서받은 평안함과 죽음 이후의 세상에 대한 확신으로 죽음이라는 최대의 공포를 극복한 것이다.

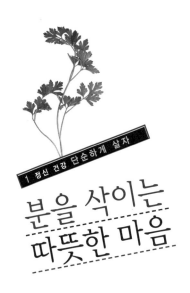

분을 삭이는 따뜻한 마음

4월은 잔인한 달이라는 시 때문인지 아니면 전 세계적으로 4월에 엄청난 사건이 많이 발생한 때문인지, 4월이 되면 무슨 사건이 터지지 않을까 하는 공포심마저 들고는 한다.

2007년 4월 16일 33명의 사망자를 만든 버지니아 공대의 총기 살인범 조승희, 평화로운 마을인 버지니아를 비명과 통곡으로 물들였던 한 젊은이의 광란은 고독의 절정에서 나온 아우성이라는 점에서 우리 모두와 결코 무관할 수 없는 사건이다.

조승희의 '위험증세'는 그가 버지니아 공대에 입학하던 2003년부터 여러 채널을 통해 감지되었지만 대학당국과 주변은 무관심으로 일관했고, 그것은 엄청난 비극을 부르고 말았다.

우리는 주위에 있는 고독한 사람들에게 무관심으로 대하는 일이 얼마나 많은가.

겉으로 신음소리만 내지 않을 뿐 속으로 앓고 있는 이들이 사실은 너무 많은데도 우리는 그걸 알려고 하지도 않고 그저 내 행복 찾기에만 바쁘다.

속에서 끓어오르는 압력이 점점 높아지다가 어느 날 폭발하게 되면 그 곁에 있는 누구든지 희생자가 될 수 있다는 것을 몇 해 전에 여의도에서 일어났던 광란의 질주나 조승희 사건이 말해 준다. 그들은 너무 외로워서 나쁜 방법으로라도 자신들의 존재를 알리며 "나 여기 있어"라고 외치고 싶었던 것이다.

이런 사람들에게 관심을 보이지 않고 내버려두면 결국 그 자신만 죽는 것이 아니라 나와 내 가족이 희생되는 일이 일어날 수 있다. 이웃에 무관심했던 대가를 치르게 되는 것이다.

외로움에는 두 종류가 있다. 진리의 길을 가느라고, 남이 이해 못하는 창조적인 일을 하느라고 고독한 길을 걸어야 하는 사람들은 그 고독으로 남을 살리거나 위대한 것을 만들어내지만, 마음이 병드는 고독은 나도 죽고 남도 죽이는 독이 된다.

한 젊은이가 어느 집에 흉기를 들고 침입했는데 그 집에는 여자 혼자 살고 있었다.

청년은 문제의 부모 밑에서 자라면서 마음이 병들어 있었고, 그 누구와도 친해지지 못한 고독 속에서 살다가 실직을 하자 마침내 폭발한 상태가 되어 일을 저지르려고 아무 집에나 들어간 것이었다. 그는 집주인을 인질 삼아 난동을 부리다가 죽을 작정이었다.

인질이 된 여자는 그동안 우울증과 약물 중독 등으로 역시 아픈 삶을 살아온 인생이었다.

불우한 성장기와 결혼 실패 등으로 자살 시도까지 했던 그녀는 긴 방황

끝에 사랑의 힘에 의해 절망적인 삶에서 일어나 겨우 회생한 상태였다. 고독을 처절하게 겪었던 그녀는 단번에 청년의 외로움을 알아보았다.

그녀는 그가 무섭지 않았다. 그래서 따뜻하고 부드러운 음성으로 말을 걸었고 청년과 밤새 긴 대화를 나누었다.

그녀는 그에게 자신이 살아온 힘들었던 이야기를 했고 청년 역시 누나 같은 그녀에게 자신의 고통을 이야기 했다. 자폭 직전에 있었던 청년의 분노와 절망은 차츰 사그라져 갔고, 아침에는 그녀의 말에 따라 순순히 경찰에 자수하였다.

청년이 죽고 여자도 죽을 뻔했던 사건은 이렇게 두 사람이 다 살아나는 감동의 스토리로 변했다. 그녀는 곁에 다가온 고독한 사람을 무시하거나 두려워하지 않았기 때문에 그를 밤사이에 야수에서 양으로 만든 것이다.

겉으로 보기에는 평화로운 얼굴을 하고 있지만 속으로는 참을 수 없는 고독과 분노에 휩싸여 활화산 같은 처지에 놓여 있는 인생들이 사실은 많다. 그리고 우리는 흔히 어떤 사건이 터지고 나서야 놀라며 말한다.

"그가 그런 사람이었어?"

애초부터 그런 사람은 없다. 가족과 주변의 무관심이 만들어낸 가슴 아픈 사람들이 있을 뿐. 그리고 치열한 경쟁과 대립이 만들어낸 소외된 사람이 있을 뿐 처음부터 '그런 사람'은 없는 것이다.

그리고 무엇보다도 사랑의 눈이 없기에 그런 사람들을 알아채지 못한 것이다. 외롭고 아픈 이웃의 고통에 민감한 마음을 가진 사람만이 이 세상을 아름답고 평화롭게 만드는 사람이다.

혹시 당신이 외롭고 아프다면 이런 마음과 눈을 갖기 위한 훈련을 받고 있는 것이라 여겨도 좋다.

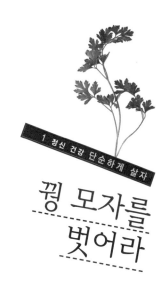

꿩 모자를
벗어라

꿩 농장에서 꿩을 기를 때 그물로 지붕까지 만들지 않아도 꿩이 날아갈 수 없게 하는 방법이 참 재미있다.

자그마한 모자를 씌우면 꿩은 하늘이 안보이니까 날아갈 생각을 안 한다. 그냥 닭처럼 땅에서 돌아다닐 뿐이다. 날개가 있어도 펼칠 생각을 못하는 것이다.

사람은 꿩보다 훨씬 머리가 좋은데도 하늘을 보지 못하면 생각이 땅으로만 향한다. 그래서 눈앞의 먹이만 보고 서로 싸움박질하며 먹이만 많으면 아무 생각 없이 만족하는 꿩과 별 다를 바가 없다.

외국의 대학연구소에서 천장이 높은 방과 낮은 방에 있는 사람의 창의력과 집중력 등을 연구했더니 천장이 높은 방에 있는 사람은 창의력이 좋아지고 낮은 방에 있는 사람은 꼼꼼함을 요구하는 계산이나 수술 같은 것을 잘 하더라는 결과가 나왔다. 낮은 천장이 꿩 모자의 역할을 한다는 말이다.

　책상 앞에만 앉아 있으면서 머리를 쥐어 짜내봐야 별로 좋은 아이디어가 떠오르지 않는다는 것을 경험한 사람들이 많을 것이다.

　이럴 때는 밖으로 나가 돌아다니거나 전혀 다른 분야의 일을 경험하다 보면 좋은 생각이 번쩍 떠오르는 일이 적지 않다.

　벽과 천장이 누르는 공간이 아닌 시야가 탁 트인 곳에 있으면 생각이 날개를 펼치고 날 수 있다. 또 자기 분야의 일이 아닌 다른 일은 고정관념을 넘어서게도 한다.

　임마누엘 칸트가 독창적인 철학이론을 생각하고 정리해낸 것도 서재가 아니라 하루도 거르지 않았던 산책길에서였다. 넓고 높은 공간은 생각의 꿩 모자를 벗어버리게 한다.

　요즘 집들은 거의 다 천장이 낮다. 아파트 등을 지을 때 건축비가 많이 나오니 천장을 낮게 짓는 것이다.

　이렇게 나지막한 집에서만 시간을 보내면 컴퓨터 게임이나 계산은 잘할지 몰라도 창의적인 생각을 해내기는 어렵다. 그래서 탁 트인 밖으로 나가는 일이 필요하다.

　일본 사람들은 축소지향의 생리 때문인지 좁고 낮은 집에 산다. 그래서인지 그들은 꼼꼼함을 요구하는 일에는 거의 완벽하다. 하지만 빌 게이츠처럼 창의력으로 세상을 바꾸는 큰 인재는 잘 나오지 않는다.

　학원을 뺑뺑이 돌릴 것이 아니라 넓고 높은 곳으로 자주 올라가 시야를 넓히는 경험을 많이 해야 아이들의 머리도 마음도 넓어져 멋진 생각, 쓸 만한 생각들이 나온다.

　여행은 시야를 넓히는 데 도움이 된다. 여행을 많이 한 사람치고 답답

한 사람은 없다.

그런데 늘상 큰집에서 노는데도 꿩 모자를 좀처럼 벗지 못하는 사람들이 있다. 바로 정치인이 그들이다. 눈앞에 있는 먹이에만 온 신경을 쓰며 하늘을 올려다보지 못하는 정치인들 때문에 많은 사람들이 걱정을 한다. 거기에는 꿩 우리를 노리는 독수리들도 있다.

시야가 넓고 높은 그가 가리키는 하늘의 일들을 국민이 바라볼 수 있도록 꿩 모자를 벗게 해주는 지도자가 기다려진다.

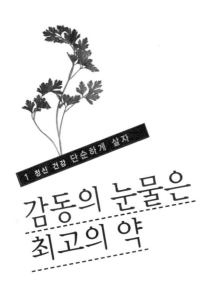

감동의 눈물은 최고의 약

미국의 대통령 선거에서 승승장구하던 오바마를 힐러리가 잠시 이긴 적은 눈물을 보였을 때다. 철의 여인 같은 강인한 이미지가 눈물을 통해 부드럽게 희석되었기 때문이다.

눈물은 이렇게 사람의 마음을 움직인다. 그러나 눈물은 흘리는 자신에게 가장 좋은 것이다.

건강을 말하는 사람들은 무조건 눈물을 많이 흘리라고 한다. 분해서 흘리는 눈물이든, 슬퍼서 흘리는 눈물이든, 눈물을 흘리면 몸속 항체가 강해져 암세포를 물리치고 몸속의 독소가 밖으로 배출되기 때문이다.

그럼에도 남자들은 의식적으로 눈물을 참으려는 버릇이 있다. 눈물을 흘리면 연약한 남자, 쪽 팔리는 남자가 될까봐 겁이 나서다.

이에 비하면 여자들은 언제 어디서나 눈물을 자연스럽게 잘 흘린다.

슬픈 드라마를 봐도 눈물이 나고 알지도 못하는 사람에게 자기의 힘든 이야기를 하면서 눈물을 줄줄 흘리는 것이 여자다.

남자보다 3배 정도 눈물을 많이 흘린다니 그래서 여자는 남자보다 건강하고 오래 살 수 밖에 없는 것 같다.

독일의 한 연구소의 연구 결과에 의하면 슬픔이나 분노 질투심 등의 부정적인 감정이 있을 때는 건강을 심각하게 해칠 수 있는 단백질이 몸 안에 만들어진다고 한다. 이 단백질은 각종 성인병을 유발하는 활성산소를 배출하게 되고 당뇨와 고혈압, 심혈관질환, 뇌졸중 등을 일으키는 원인이 된다는 것이다.

눈물을 자주 흘리면 독성 단백질이 눈물을 통해 밖으로 배출되므로 이와 같은 성인병을 예방할 수 있으나 눈물을 참거나 감정을 억제하면 두통과 편두통, 소화기 질환과 심장병을 일으킬 수 있는 가능성이 높아진다고 한다.

하품을 하거나 양파를 까다가 흘리는 눈물은 기쁘거나 슬플 때 흘리는 눈물과는 단백질의 양에서 차이가 많이 난다.

감정에서 기인한 눈물에는 단백질의 양이 더 많이 들어 있어 뇌 속의 상한 감정이나 억압된 감정의 기억을 치유하고 정화시키는 효과가 있다.

간혹 남자가 눈물을 흘리는 경우도 있기는 한데, 남자 눈에서 눈물 한 방울 빼려면 여자 눈에서 먼저 눈물이 한 동이는 흘려야 한다.

어쨌거나 눈물은 몸에도 마음에도 좋다. 더구나 감동을 해서 흘리는 눈물은 최고의 약이다. 이 감동의 눈물을 자주 흘리면 암도 나을 수 있다는 얘기가 있다. 울만한 상황에서도 울지 않는 사람은 마음에 병이 든 사람이다.

'11의 눈물'이라는 제목의 어느 소설은 불치병으로 죽어가는 소녀의 이야기인데 그녀가 이렇게 말한다.

"내가 이렇게 웃을 수 있기까지는 1l의 눈물을 흘렸어."

수많은 날들을 울었지만 끝내 웃을 수 있었던 그녀는, 몸은 병들었지만 마음은 건강한 사람이었다. 지금 몸이나 마음이 많이 아프다면 낫기까지 그녀처럼 1l의 눈물은 흘려야 할 것이다.

처음엔 슬픔과 아픔의 눈물로 시작해 나중에는 감동의 눈물로 성숙해가면 결국엔 몸과 마음이 건강해지는 인생이 될 것이다.

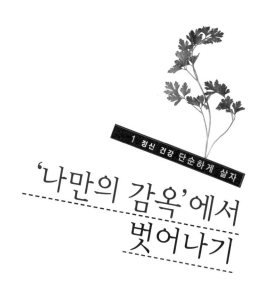

'나만의 감옥'에서 벗어나기

　　　　　　재벌 상속녀이면서 그야말로 네 멋대로 하라
식 행동으로 악명을 떨친 패리스 힐튼이 음주운전으로 감옥에 갇혔다고
전 세계 매스컴이 호들갑을 떤 적이 있다.

　그런데 그녀의 감옥생활을 보니 식사 메뉴가 감옥 음식일까 싶게 괜
찮다. 아침에는 시리얼과 빵, 오렌지주스, 우유, 삶은 계란이고 점심은 샌
드위치와 사과, 쿠키, 채소, 음료수다. 저녁은 스파게티와 스테이크 혹은
마카로니와 치즈라니 이건 감옥 밖에 있는 우리보다 더 잘 먹는 것 같다.

　그러나 미국 감옥은 스웨덴의 감옥에 비하면 턱도 없다. 스웨덴 감옥
의 재소자에게 주는 식사에 드는 비용은 학교 급식의 5배가 들어갈 정도
로 질적으로 좋고 시설도 호텔 급이다. 그래서 이라크의 사담 후세인도
감옥에 가야 한다면 스웨덴 감옥에 가겠다고 말했을 정도다.

　스웨덴의 외무장관을 살해한 범인도 집보다 감옥에 가는 게 낫다고 말
했다니 그곳 감옥이 얼마나 럭셔리한지 짐작이 간다.

그러나 아무리 잘 먹고 편하게 지내도 감옥에는 자유가 없다. 패리스 힐튼이 눈물을 흘린 것도 그 때문이다. 어딘가에 갇힌다는 것은 인간의 자유로운 본성에 대한 고문인 것이다.

그래서 '쇼생크 탈출'처럼 감옥을 탈옥하는 영화는 늘 인기다. 온갖 역경을 이기고 감옥을 탈출해 자유를 만끽하는 주인공의 모습에서 사람들은 통쾌한 대리만족을 얻게 된다. 하지만 쇠창살 속의 물리적인 감옥만 감옥이 아니다. 많은 사람들은 자신이 만들어놓은 감옥에 갇혀서 살고 있다.

과거의 상처로 인한 감옥, 열등감의 감옥, 편견의 감옥, 분노의 감옥, 미움의 감옥, 절망의 감옥, 죄책감의 감옥, 우울증의 감옥 등 무수한 감옥 속에 갇혀서 마음의 자유와 평안을 빼앗긴 사람들이 얼마나 많은지 모른다. 이런 종류의 감옥에 갇힌 사람들에게는 교도소에 있는 사람들처럼 웃음이 없다. 그리고 그곳 사람들처럼 누구 때문에 자신이 불행해졌다는 원망을 한다.

나폴레옹이 황제가 된 후 교도소를 한 번 시찰했는데, 감옥에 갇힌 죄수들은 황제 앞에 엎드려 자신이 무죄이며 억울하게 들어왔다고 호소를 했다. 그런데 딱 한사람만 자기는 죄를 지었으니 마땅히 감옥에 들어와야 할 인간이라며 담담하게 말했다.

황제는 즉시 자신을 죄인이라고 한 그 사람을 풀어주라 명하며 "죄가 없다는 착한 사람들을 저 죄인이 오염시킬까봐 그런다"며 뼈있는 한마디를 던졌다.

황제가 풀어준 그 죄수처럼 마음의 감옥에서도 문제의 중심에 자신이 있다는 것을 깨닫고 자기가 죄인이라는 것을 시인하며 고백할 때 쉽게 풀려나게 된다.

　모든 문제가 자기가 아닌 상대방에게 있다고 생각하고 자기가 처하게 된 힘든 환경이 다른 사람에게 책임이 있으며, 나는 그저 피해자라고만 여기면 절대 마음의 감옥에서 벗어나지 못한다.

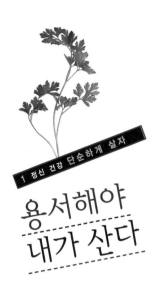

용서해야
내가 산다

정치가들은 서로 원수처럼 으르릉 대다가도 다음날 언제 그랬느냐는 듯이 악수를 하면서 잘 해보자며 카메라를 향해 웃는 모습을 보여준다. 그들은 정치적 이익을 위해서라면 누구든지 용서하고 포용할 수 있는 사람들이다. 그들이 과연 입으로는 용서를 하지만 마음으로까지 용서를 했는지는 의문이다.

정치가들보다 훨씬 솔직하고 단순한 이들이 조폭이다. 영화를 봐도 그런데 그들은 당하면 바로 주먹과 칼로 보복한다. 영화 '비열한 거리'에는 이런 조폭의 모습이 너무나 적나라하게 그려져 있다.

우리네 보통 사람들은 정치가들처럼 자기기만도 못하고 조폭처럼 피비린내 나는 보복도 못하지만 자기에게 손해를 끼치거나 상처를 준 사람, 배신한 사람은 절대 잊지 못한다. 그 마음속에는 '저런 인간은 절대 용서할 수 없어'라는 생각이 자리 잡고 있다. 그래서 늘 상대의 잘못을 기억하고 그가 자기에게 끼친 해를 떠올리며 고통을 당한다.

이렇게 용서하지 못하면 행복하지도 못하고 암이나 우울증에도 잘 걸린다.

나에게 고통을 준 사람을 용서한다는 것은 굉장히 어려운 일이다. 그래도 그 어려운 일을 해야 내가 살아날 수 있다. 그런데 입으로만 하는 용서는 소용이 없고 조건부 용서도 안 된다.

상대방 때문에 내 사업이 망했고, 내 가족이 다쳤고, 내가 상처를 받았다면 어떻게든 그 당한 빚을 갚아주고 싶은 마음이 들게 마련이다. 그래서 내가 입은 손해인 빚을 스스로 짊어지는 대가 지불이 없이는 절대 용서가 안 된다.

이 마음은 합리적인 생각이나 지성으로는 결코 생길 수 없다.

2차 대전 때 나치수용소에서 가족을 잃은 코리텐붐이라는 여성은 전쟁 후 고난을 겪었던 자기 삶을 간증하고 다니다 어느 날 자기와 악수하기 위해 줄을 선 사람들 중에서 가족을 죽게 했던 원수를 발견했다.

그녀는 가슴이 떨리고 어찌 해야 할지 몰랐지만 맘속으로 기도하다 그와 악수해야 한다는 생각이 들었다. 용서가 안 되는 마음이지만 억지로 악수를 한 것이다. 상대는 그녀를 전혀 알아보지 못하고 눈물을 글썽이며 악수를 했다.

그런데 이상한 것은 그녀가 참고 억지로 악수하고 나자 원수를 향해 일어났던 분노가 사라지며 그를 불쌍하게 여기는 마음이 생기기 시작했다.

우리는 코리텐붐처럼 원수가 아니라 조그만 상처를 준 사람도 잘 용서하지 못한다. 그리고 용서를 했다가 그가 또 같은 행동을 반복하면 자꾸만 용서해야 하는 어려움도 있다.

반복해서 용서해줘야 하는 사람이 내 주위에 있을 때, 더구나 그가 가족일 때는 용서가 더 어려워진다. 가령 바람피운 배우자를 용서했는데 그가 또 같은 일을 저지른다면 용서고 뭐고 이혼해버리고 싶은 것이 사람이다.

용서란 그만큼 부스러지기 쉬운 것이다. 이 용서를 조건 없고 계속적으로 할 수 있으려면 내 능력과 생각만으로는 안 된다. 코리텐붐처럼 분노를 초월하는 힘을 받아야 가능한 것이다. 그 힘은 나도 용서를 받은 인간이라는 것을 깨닫는 데서 생긴다.

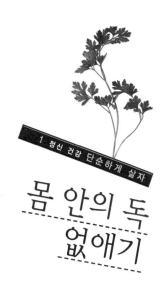

몸 안의 독
없애기

'올드 보이'나 '친절한 금자씨' 같은 복수극을 보면서 사람들은 통쾌함을 느낀다.

내가 당한 만큼 갚아주는 복수는 우리네 마음을 시원하게 만들어주는 것임에는 틀림없다. 그러나 악을 악으로 갚는 복수의 결론은 파멸과 또 다른 죄와 허무함이라는 것을 영화가 아닌 현실에서도 우리는 종종 본다.

총알이 몸에 박혀 있거나 수술을 하면서 실수로 가위 같은 것을 몸속에 남겨놓으면 그것 때문에 몸에 이상이 생기게 되고 죽을 수도 있다. 남을 용서하지 못하고 사는 사람이 꼭 이렇다.

누군가를 용서하지 못해서 몸속에 총알처럼 혹은 가위처럼 박혀 있는 미움과 원한 때문에 마음이 병들고 결국은 몸까지 병들게 된다. 그래서 중환자 중에는 용서치 못한 마음이 암 덩어리처럼 굳어져 병을 일으킨 경우가 적지 않다.

마음속에 분노와 미움이 있는 사람은 기쁨과 평안이 없기 때문에 면역력이 낮아지고 병에 쉽게 걸린다. 늘 내게 한 짓을 기억하고 끼친 해를 계산하면서 산다는 것은 그 상처에 계속 분노를 느낀다는 말이다.

분노는 몸속에 독을 만들어 내는데 독사의 독만큼이나 우리 몸을 상하게 만드는 것이 분노의 독이다. 그래서 나 자신을 위해서라도 용서를 해야 하는데 그게 쉽지 않다.

사람들은 때로 용서를 했다고 말은 하면서도 마음으로는 용서치 못한 경우가 많다. 스펄젼은 이런 상황에 대해 '미친개를 땅에 묻을 때 꼬리만 남겨두고 묻는 일'이라고 말했다. 남의 죄를 용서하려면 깨끗이 해야지 일부분을 남겨놓을 필요가 없다는 얘기다.

그러나 우리 삶 속에는 땅 위로 나온 개꼬리들이 무수히 많다.

배우자의 외도를 용서했다고 하면서도 걸핏하면 그 일을 들추어내어 공격하는 사람이나, 빌려준 돈을 못 받은 사람이 형편이 어려워질 때마다 채무자를 원망하는 것이 그것이다.

물론 상대의 허물이나 죄를 덮어주고 더 나은 삶을 살아가는 사람들도 적지 않다. 용서와 화해로 상대뿐만 아니라 자신에게도 더 큰 유익을 가져다 준 경우다.

오래 전 친구의 보증을 서서 20억 원의 재산을 모두 날리고 지하 단칸방으로 가야했던 남자가 있다. 그는 고생 끝에 열심히 일해서 다시 자리를 잡았는데 친구는 끝내 재기하지 못했다. 그 친구를 용서하고 지금도 종종 만나 웃으며 얘기를 나누는 이 남자는 그야말로 개꼬리를 완전히 묻은 사람이라 할 수 있다.

우리가 용서를 하기 어려운 케이스 중 하나는 한 번 용서로 끝나지 않고 반복해서 용서를 해야 할 경우다.

어떤 여성이 어려서부터 어머니에 대한 증오심을 갖고 있었다. 성장과정에서 어머니로 인해 수많은 상처를 입으면서 자라난 그녀는 커서도 어머니가 그녀를 부르는 소리만 들어도 위가 뒤틀리고 두통이 생기면서 심한 긴장감 때문에 몸이 마비되는 것 같았다.

그 증오심이 날로 더해가자 상담을 했는데 자기가 어머니를 용서하지 않아서 생긴 증세라는 결론을 얻었다. 그래서 그녀는 어머니를 용서하기로 힘든 결심을 했는데 그러면 어머니도 뭔가 달라지리라고 은근히 기대가 되는 것도 사실이었다.

그러나 용서를 해도 어머니는 전혀 달라지지 않았다. 딸이 선물을 하고 카드를 써보내도 여전히 딸을 미워하고 욕을 하는 어머니를 보며 한번의 용서는 해도 날마다 용서하는 것은 정말 어렵다는 것을 알았다.

그녀는 "사람의 용서가 과자처럼 부스러지기 쉬운 것이라는 것을 절감했다"고 말했다. 조건 없고 계속적인 용서는 이처럼 힘든 일이지만 그래도 용서를 해야 내가 산다.

우리는 무수한 상처를 입고 그 누군가에게 미움과 분노를 가지고 있다. 그가 상사이든, 동료든, 애인이든, 친구든, 또 가족이든, 분명한 것은 용서만이 최선의 방책이라는 것이다.

상대를 용서하면 내 속에 있는 분노와 미움도 녹아버리는데, 이것이야말로 몸도 마음도 건강해지는 최고의 비결이다.

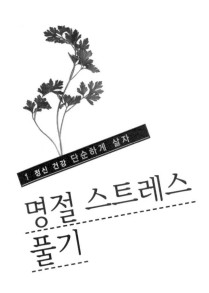

명절 스트레스 풀기

명절 스트레스 증후군이란 말이 이제는 식상하게 들릴 정도로 우리 주변에 만연되어 있다. 명절 때가 되면 스트레스를 겪는 사람들이 그만큼 많다는 얘기일 것이다. 우리가 스트레스를 극복해야 하는 이유는 그 자체가 모든 병의 원인이 되기 때문이다.

먼 남쪽 끝이 시댁인 한 친구는 명절이 고역이다. 밀리는 길에서 15시간 이상 차 안에 있어야 하는 일을 해마다 겪기 때문이다.

몇 년 전 차가 너무 밀려 밥을 제대로 먹지 못해 기진맥진 한 뒤로 큰 밥통과 반찬 한보따리를 챙긴 것은 기본. 거기다 휴게소에 제대로 서지 못할 경우를 대비해 간이 요강까지 준비했단다.

끝없이 밀리는 길에서 진을 다 빼고 도착하니 시댁에서는 며느리가 와서 장보고 음식 장만하려니 하면서 빈손으로 기다리고 있더란다.

얼른 장을 봐와서 재료를 다듬어 끓이고, 부치고, 무치는 일을 종일 하고 난 뒤 끼니때마다 음식을 차려내고 설거지하는 것도 모두 친구의 몫이었다.

남자들은 당연한 듯 모여앉아서 얘기하고 먹고, 마시고, 화투치고, 낮잠 자는 일로 소일하니 명절이 피곤할 것도 없다. 며느리만 죽어나는 것이다.

이렇게 명절을 보내고 또 긴 시간을 차를 타고 집에 도착한 친구는 몸살로 며칠 누워서 앓아야 했다. 이러니 명절이 즐거울 턱이 없다. 스트레스는 쌓이고 즐거운 명절이 아니라 지옥 명절인 것이다.

그 친구보다는 훨씬 지혜롭게 명절을 보내는 친구가 있다. 그 친구네 시댁은 며느리가 셋인데 의논해서 음식을 나누어 맡은 대로 각자 집에서 먼저 장만한 다음 시댁에 싸가지고 가서 명절을 보낸다.

긴 시간을 차타고 가서 또 다시 음식을 해야 하는 고역을 줄일 수 있어서 명절 끝에 몸살은 하지 않는다.

어느 집은 명절 때마다 귀성전쟁을 치르느라 하도 고생을 해서 궁리 끝에 시부모님이 서울로 올라오셔서 명절을 지냈는데, 차가 밀리지 않아서 좋고 어른들도 모처럼 서울 나들이 할 수 있는 괜찮은 방법인 것 같다.

수십 년을 시부모를 모시고 살면서 명절 때마다 일을 도맡아 하던 어느 집 큰며느리가 반란을 일으켰다. 자녀가 공부하고 있는 외국으로 홀쩍 떠난 것이다. 자연히 둘째 며느리가 명절을 치러야 했다. 아마도 그동안 큰며느리 노릇 하느라고 쌓인 스트레스가 다 풀렸을 게다.

그러나 이제는 며느리만 힘들게 일하던 시절도 이제 끝나가고 있다. 요즘은 음식 장만을 해놓고 며느리가 그냥 오기만 하라는 시어머니도 많아졌다. 아니면 명절 연휴에 아들 내외가 외국에 놀러 가버려 늙은 내외만 썰렁하게 마주 앉아 명절을 지내는 집도 적지 않다.

시어머니가 바리바리 싸준 음식이 구질구질하게 느껴져 집에는 갖고 왔지만 그냥 쓰레기통에 버리고 마는 며느리도 있다고 한다. 이래서 요즘은 며느리 스트레스뿐만 아니라 시어머니 스트레스도 적지 않다.

명절이 '웰빙데이'가 되어야 하는데 누구에게든 이렇게 '고역데이'가 되면 문제다. 이걸 바꿀 수 있는 사람은 바로 남자들이다.

이번 명절부터는 남자들은 엉덩이가 짓무르도록 앉아 술만 마시지 말고, 여자들의 일거리를 거들면 며느리들도 명절의 고역을 덜 수 있지 않을까 해서 하는 말이다.

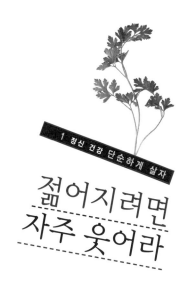

젊어지려면 자주 웃어라

유머는 살아 있는 언어다. 유머가 있는 곳에는 언제나 활력이 넘치며 각박한 일상에서 오아시스 같은 청량함과 신선함을 안겨준다.

유머감각이 풍부한 사람에게는 친구가 많고 더 나아가 사업 수완과도 연계되어 생산성을 향상한다는 말도 설득력 있게 들린다.

더 중요한 것은 유머를 구사하면서 자주 웃으면 웃는 만큼 젊어진다는 것이다.

주변에도 잘 웃는 사람들의 얼굴에는 주름살이 없을뿐더러 밝고 깨끗하게 빛나는 것을 흔히 본다. 웃음이 심신을 정화하게 하는 기폭제인 셈이다. 그래서 웃음이라든지 유머는 더 이상 특정한 사람의 것이 아니며, 특별한 장소에서만 할 수 있는 것도 아니다. 유머는 이제 우리의 일상생활에서 떼어놓을 수 없는 활력소가 되었다.

자주 웃으려면 먼저 상대에게 웃음을 선사해주어야 한다. 웃음은 전염 효과가 있기 때문에 상대의 기분이 좋아지면 자신도 함께 좋아지고 그것이 웃음으로 표현되어 함께 있던 사람들을 행복하게 만든다.

잘 웃고 남들에게도 웃음을 선사하는 사람치고 대인관계가 모난 사람이 별로 없는 것 같다. 유머러스한 사람을 배우자로 선호하는 성향이 두드러지게 높아지고 있는 것도 그런 이유에서 일 것이다.

한 결혼정보회사가 미혼남녀 875명을 대상으로 '첫 만남 시 이성에게 호감을 느끼는 요인'을 물어 본 결과 남성의 경우 1위 '솔직함(21.5%)', 2위 '유머러스함(18.4%)', 3위 '순수함(17.5%)'을 꼽았다.

여성의 경우 22.9%가 '유머러스함'을 1위로 꼽아 유머가 '솔직함(2위)', '지적임(3위)', '순수함(4위)', '터프함(8위)'을 모두 제쳤다.

웃음을 활용하면 자아계발에도, 일상생활에도 큰 도움이 된다. 때문에 기업경영이 어려울수록 경영자의 유머감각이 절실히 요구된다는 말도 나온다.

그러나 유머라고 해서 무턱대고 사용해서는 안 된다. 자칫하면 '언어공해'로 눈살을 찌푸리게 할 수도 있다. 상대의 연령, 상황, 관심사에 맞는 유머를 적절히 구사하는 것이 바람직하며 실수담이나 자기체험에서 나온 생활 유머가 듣는 이에게 부담을 주지 않는다.

웃음을 일상에서 활용하는 방법을 모색하면 활기찬 생활을 해나갈 수 있다. 예컨대 웃음 사진을 챙기면 스트레스로 받는 자극요인이 훨씬 줄어들 것이다. 회사의 컴퓨터 모니터 옆 등 잘 보이는 자리에 가족이 환하게 웃는 사진을 비치하면 좋은 기분을 유지할 수가 있다.

꼭 그렇지 않더라고 자신이 흐드러지게 웃는 모습이라든지, 애완동물 사진 또는 멋진 풍경이 담긴 사진도 효과적이다.

유머의 생활화는 자신뿐만 아니라 주변사람들을 즐겁게 한다.

웃자, 웃으면서 남에게도 웃음을 선물로 선사하자. 그러는 사이에 자신의 나이는 자연스레 세월을 돌이켜 후퇴한다. 웃음이야 말로 진정한 안티에이징인 것이다.

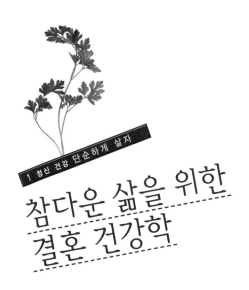

참다운 삶을 위한
결혼 건강학

연예인의 이혼율이 높은 것 같지만 실은 요즘 우리 사회의 이혼이 그만큼 많아졌다는 뜻이다. 여기에는 우리 사회의 모든 문제가 들어 있다.

많은 부모들이 자녀가 내 소유라고 생각해서 온갖 기대와 야망을 품는 잘못된 욕심은, 자녀에게 잘못된 가치관을 심어주고 그 자신을 과대평가하게 만들어서 인생을 망치게 만든다.

자녀를 공주와 왕자로 키우면 이혼이라는 결과는 거의 필수적이다. 전혀 상대의 입장에서 생각해보려고 하지 않기 때문이다.

또 내 아들이 어떤 아들인데, 내 딸이 어떤 딸인데 하며 의기양양 하는 부모들로 인해 자신의 자식들이 극심한 이기주의자가 될 수 있다.

내 아이를 정말 사랑한다면 섬김을 받으려 하는 아이로 키우지 말고, 다른 사람을 섬기는 겸손한 아이로 키워야만 한다. 그래야 자라서도 올바른 가치관과 남을 배려하는 어른으로 성장하여 자신의 가정을 꾸리는

데도 어렵지 않을 것이다. 결혼은 거래가 아니다. 그런데도 많은 결혼에서 혼수라는 거래 내역 때문에 갈등이 일어나는 것은 우리의 결혼에 깊이 침투한 장삿속을 보여준다. 결혼 장사에서 손해인가 이익인가를 따져보는 기준은 항상 물질이다. 그래서 물질에 대한 기대가 채워지지 않으면 실망을 하고 분개한다. 또 행복에 대한 막연한 기대 때문에 결혼 후에는 실망이 뒤따른다.

　사람의 성격이나 인격은 결혼을 한다고 해서 절대 변하지 않는다. 오히려 결혼에서 생기는 힘든 상황은 성격의 단점을 더 자극한다. 결혼하면 좋아지겠지라고 기대하는 것은 몰라도 한참 모르는 것이다.

　젊은 남녀들은 사랑의 초기 증세처럼 늘 전기가 통하고, 가슴이 울렁거리고, 상대방이 완벽해 보이는 마취상태가 계속되어야 하는 것으로 착각한다. 그러나 그런 감정적인 사랑에서 빠져 나올 때라야 비로소 진정한 사랑이 시작된다.

　결혼생활에서 필요한 사랑은 의지적 사랑이다. 상대가 단점 투성이라 해도, 죽이고 싶을 만큼 밉살맞아도 내가 선택한 사람을 사랑하기 위해 노력하는 의지적 사랑 없이 감정적 사랑만 찾다가는 금방 다른 사람에게서 이런 감정적 자극을 맛보려고 외도를 할 수밖에 없다.

　혹시 결혼이 꿀처럼 달콤한 것이라고 꿈꾸는 이들이 있다면 결혼은 오히려 커피에 가깝다고 말해주고 싶다.

　씁쓸한 맛의 커피를 잘 마시는 사람은 어른이다. 아이들은 쓴 맛을 좋아하지 않는다. 그저 달콤한 맛만 좋아한다.

　결혼의 기본은 커피처럼 쓴맛이다. 여기에 크림 같은 섹스와 설탕 같은 자녀들이 쓴맛을 덜어줄 뿐이다.

그렇다면 결혼을 왜 하냐 하겠지만 결혼을 해서 배우자와 온갖 감정의 갈등을 겪어보고 자녀를 키우면서 또 숱한 눈물을 흘리다 보면 어느덧 인간적으로 성숙해진 자신을 발견하게 된다.

그래서 결혼생활을 전혀 해보지 않은 성직자나 상담자가 결혼생활에서 어려움을 겪고 있는 사람들을 상담하는 것은 정말 웃기는 일이다. 아무리 이론적으로 아는 것 같아도 부부 사이라는 것이 어떤 것인지 실전 경험이 없는 사람은 그저 이상론을 펼칠 뿐이다.

결혼 상대를 잘 선택하고 결혼생활을 제대로 영위해가는 것은 평생을 좌우하는 중대한 문제다. 여기서 장삿속이나 이기심, 환상을 뽑아내야 참다운 삶을 누릴 수 있다.

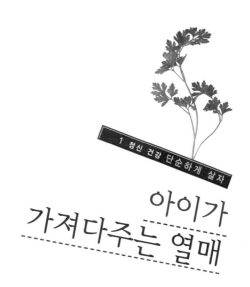

아이가
가져다주는 열매

언젠가 우리나라를 방문했던 엘리슨 래퍼
의 모습은 많은 사람들을 감동시켰다. 팔은 아예 없고 뭉툭한 발이 몸통
에 붙어 있는 기이한 외모로 태어났음에도 그것을 극복하고 훌륭한 인
생을 사는 그녀가 우리를 더 감동시킨 것은 아이를 낳아 잘 길러냈다는
것이다.

손이 없는 대신 입으로 아기를 먹이고 씻기고 입힌 그녀의 놀라운 육
아기는 몸이 멀쩡해도 출산과 육아가 어렵다고 아기 낳기를 기피하는 요
즘 여성들을 부끄럽게 하기에 충분하다.

그녀가 아기를 낳겠다고 했을 때 주위 사람들이 말렸다고 한다. 어떻
게 키울 수 있겠느냐고 말이다. 그러나 사랑은 불가능한 일을 가능케 하
는 법이다.

남의 도움 없이 혼자서 키운 아이는 지금 정말 예쁘고 건강한 소년으
로 성장해가고 있다. 그녀처럼 강인하긴 어렵지만 우리 여성들은 정말

유약해지고 이기적으로 변한 것 같다.

여성들의 활발한 사회진출로 육아가 훨씬 힘들어진 것은 사실이지만 환경적인 문제보다는 자녀를 낳아 키우는 일에 대한 기쁨과 보람을 느끼는 여성이 적어졌다는 것이 더 문제다.

돈이 많아야만 아이를 키울 수 있는 것으로 생각하는 의식도 그렇고 아이를 낳지 않으면서까지 이루려는 성취가 무엇인지도 궁금해진다.

최근 우리나라 출산율이 세계 최저로 나와 모두가 놀랐다. 이대로는 우리 미래가 큰일이다.

요즘 쿨하게 살려는 젊은이들은 자녀가 없는 것이 웰빙라이프라고 생각한다. 아이들이 있으면 시끄럽고, 힘들고, 돈도 많이 드는데다 자녀가 노후를 책임져 주지도 않는데 뭐 하러 낳나, 그냥 둘이서 즐겁고 편안하게 살면 되지라는 식이다.

편하고 책임 없는 삶만이 웰빙은 아니다. 사람은 자녀를 키워봐야 인생을 안다.

비록 시끄럽고, 속 썩이고, 돈도 들고, 내 노후를 책임 못 져도 자녀를 키우는 과정을 통해 삶의 속살을 맛보게 되기 때문이다.

내 맘대로 안 되는 자녀를 통해 내 교만을 깨닫고 자녀의 잘못을 통해 내 잘못을 보게 되는 것도 아이를 낳아봐야 경험할 수 있는 일이며, 부모의 땀과 눈물과 기도가 밑거름이 되어 성장한 자녀를 보는 것도 아이가 가져다주는 열매다.

자녀를 키우는데 드는 돈으로 멋진 옷을 입고 멋진 집에 살며 더 자유롭게 즐기는 인생은, 꽃은 화려한데 열매가 열리지 않는 나무와 같다.

우리가 태어난 이유 중에 하나가 '생육하고 번성하라'이다. 이건 많이 낳고 잘 키워 자손을 풍성하게 만들라는 말이다.

어느 초등학교에서 선생님이 물었다.

"애들아. 토끼가 왜 새끼를 많이 낳는지 아니?"

그러자 손을 든 한 아이가 대답했다.

"토끼는 텔레비전이 없잖아요."

인간은 밤늦게 TV를 보느라 아이 만들 시간이 없다는 유머지만 일리 있는 얘기다. TV는 물질적인 가치관, 이기적인 가치관을 계속 전해서 사람들이 아이를 낳지 않도록 이바지한 힘이 크다.

아는 사람 중에 아홉 명의 자녀 중에 다섯째로 태어나 자란 남자가 있다. 그는 자라면서 부모의 관심을 충분히 받지 못한다고 생각해서 어느 때는 가출도 해봤다.

그런데 하도 찾는 기미가 없어서 전화를 하니 집에서는 그가 가출한 사실조차 모르고 있었다고 한다. 김이 빠진 그는 제풀에 지쳐 집에 돌아갈 수밖에 없었다. 한국판 '나 홀로 집에' 인 셈이다.

그러나 과외공부는커녕 등록금 대기도 바빴던 아홉 명의 자녀들은 지금 많은 돈을 들여 키운 자녀보다 더 훌륭하고 멋진 인생을 살고 있다.

돈이 없다고? 일을 해야 한다고? 힘들다고?

중증 장애인으로 가난하게 살면서도 화가로 성공한 엘리슨 래퍼가 키운 아이가 이 모든 변명들을 무색하게 만든다.

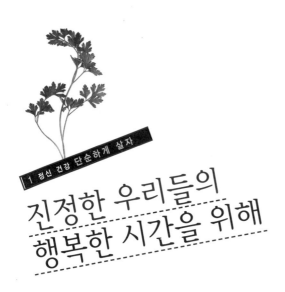

진정한 우리들의
행복한 시간을 위해

영화 '우리들의 행복한 시간'이 많은 사람들의 눈에서 눈물을 흘리게 만들었던 것은 이 세상 사람들도 영화 속의 주인공들처럼 다들 상처를 가진 인생이기 때문이다.

10대에 성폭력을 당한데다 그 사실을 안 엄마로부터 위로는커녕 오히려 질책을 받은 뒤로 반항아가 되어 계속 자살 시도를 하는 어두운 인생이 되어버린 한 여자, 그리고 어릴 적 엄마에게 버림받고 고아처럼 떠돌며 자라서 사회의 아웃사이더가 될 수밖에 없었던 한 남자의 만남은 상처투성이들의 조우라고 할 수 있다.

이들의 만남은 격렬한 반발로 시작되지만 서로의 상처를 알아보고 서서히 마음의 문을 열어가다가 마침내 자신의 상처를 드러내는 데까지 이른다.

상처 입은 사람은 자신의 상처를 오픈해서 드러내야만 그 상처가 치유되는 법이다. 감춰진 상처가 드러나자 아파하면서도 이들의 마음은 서서히 치유된다. 그리고 오픈의 과정을 통해 서로를 이해하고 불쌍히 여기게 되며 마침내는 서로 사랑하게 된다.

비록 사형집행으로 가슴 아픈 이별을 하지만 이제껏 어떤 상황에서도 눈물 한 방울 흘리지 않던 여자는 끝내 눈물을 펑펑 쏟는 정상적인 인간으로 복귀되는 것을 보여준다.

살아오는 동안 상처가 없는 사람은 거의 없다. 아버지의 끊임없는 외도 때문에 밤낮없는 불화로 시끄러운 집안에서 자라며 힘들어하던 한 여성은 저절로 우울한 성격이 되어버렸다. 남들은 그러한 성격을 차분하고 여성스럽다고 하지만 그녀 자신은 그것이 상처의 다른 모습인 줄 알고 있다.

예쁘장한 모습으로 남자들의 구애를 자주 받지만 그 누구의 프러포즈도 받아들이지 않는 어떤 여성은 중학교 시절에 어른에게 성폭행을 당한 경험이 있었다. 그 때문에 그녀는 남자를 혐오하고 두려워하는 닫힌 마음이 돼버린 것이다.

부모가 항상 바빠서 돌봄을 별로 받지 못하고 자란 한 남성은 굉장히 불안정한 성격이 되어 결혼 후 아내에게 날마다 비정상적으로 화를 내며 성질을 부리고 직장에서도 인간관계가 잘 안 돼 한 직장에 오래 있지 못하는 사람이 됐다.

큰 상처이든 작은 상처이든 사람들은 그것 때문에 아파하고 신음하며 살아가는데, 그 상처를 극복하지 못한 사람은 남에게도 상처를 주며 살아가는 경우가 많다.

부부생활에서도 심각한 갈등을 겪는 이들을 보면 어느 한쪽이 깊은 상처를 가진 사람일 때가 많다. 그 상처를 배우자가 이해하지 못하면 갈등은 전쟁으로 치닫고 마침내는 이혼이라는 더 큰 상처를 낳는다.

　이렇게 이혼한 사람들이 자신의 이혼은 제대로 된 배우자를 만나지 못한 불운 때문이었다고 생각하며 또 다시 결혼을 하지만, 불행한 너와 불행한 내가 만나면 불행한 우리가 될 뿐이다.

　서로의 상처를 이해하려면 먼저 나를 봐야 한다. 내 속에 있는 것들을 바로 볼 수 있을 때 상대의 상처를 이해하고 가엾게 여기며 감싸 안을 사랑이 생기게 되기 때문이다.

　이기적이고 괴팍한 성격의 시어머니를 몹시도 미워하던 한 며느리는 어느 날, 그 시어머니가 빨리 돌아가시기를 기다리는 자기 마음을 발견하자 자신이 시어머니보다 더 나쁜 사람인 것을 깨닫고 회개하게 되었다.

　그러자 그때까지는 보이지 않았던 시어머니의 상처가 보이기 시작했고, 남을 힘들게 하는 성격이 지나온 날의 불행한 삶으로 인한 흔적이라는 것을 이해하기 시작했다고 한다. 그리고 지금은 그분이 그냥 불쌍하게만 보인다고 한다. 긍휼한 마음을 갖게 됨으로써 시어머니를 사랑으로 감싸 안게 된 것이다.

　서로의 상처를 이해하고 껴안아줄 때 진정한 '우리들의 행복한 시간'이 찾아온다.

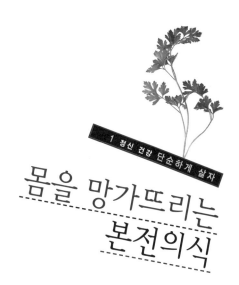

몸을 망가뜨리는
본전의식

몇 해 전에 가깝게 지내는 일본 사람이 딸을 결혼시킨다고 초청을 해서 다녀온 적이 있다.

아담한 식장에는 신랑 측과 신부 측 하객, 가족을 합해 80명만 자리하고 있었다. 진실로 결혼을 축하해주고 싶은 마음이 있는 가까운 사람들만 초청한 것이다.

예식이 간단하게 끝나고 피로연이 장장 3시간 가까이 진행되었지만 누구 하나 자리를 뜨는 사람은 없었다. 그날 하루는 신랑신부를 축하해주기 위해 아예 반나절을 비워놓은 것이 확실했다.

소수의 손님들은 꽤 긴 시간의 피로연에도 지루해하지 않았다. 내내 잔잔한 감동과 감사, 기쁨이 있었기 때문이다. 결혼식이 시작되기 전에 부조 봉투만 건네주고 피로연장으로 직행하는 하객이 많아 정작 식장은 썰렁한 모습이 되는 보통의 우리네 결혼식과는 다른 모습이었다.

요즘은 계절에 관계없이 일 년 내내 결혼식이 있고 청첩장도 많다. 정작 청첩장을 받고 기뻐하며 축하하고 싶은 맘이 드는 하객이 얼마나 될까. '기브 앤 테이크'의 심정으로 식장에 가는 이들이 대부분일 것이다.

아무리 간소한 결혼식을 외쳐도 투자해놓은 부조가 얼마인데 하는 본전의식을 버리기 어렵기 때문에 우리 결혼 문화는 아직도 바뀌지 않고 있다.

이러한 본전의식이 삶의 곳곳에서 우리의 웰빙(참살이)을 방해하고 있다.

여성들이 우울증에 잘 걸리는 것도 이 본전의식 때문인 경우가 많다. 내가 남편과 아이들을 위해 얼마나 수고하고 희생을 했는데 알아주지도 않나 하는 억울한 마음이 허무감이 되고 끝내는 우울증을 불러오는 것이다.

본전 찾기는 비만에도 한몫한다. 돈 주고 사 먹는 음식은 배가 불러도 본전 생각 때문에 남기기 어렵다. 특히 회식자리에서는 본전 생각 때문에 배가 불러도 술과 고기를 자꾸만 입으로 가져가는 이들이 많다. 그래서 회식은 비만의 주범이다. 또 본전 생각을 많이 하는 이들이 주식 투자자들이다.

아는 치과의사는 병원을 개업해서 잘 살고 있다가 취미로 주식을 시작했는데 어떻게 하다 보니 큰돈을 잃었다. 본전 찾기에 본격적으로 나선 그는 병원 일은 제쳐놓고 눈이 빨개지도록 주식에 매달렸는데 결과는 있던 돈을 다 날린 알거지가 되었다.

살고 있던 집도 날아가고 네 식구가 원룸에 전세로 살아가려니 분해서 미칠 지경이었다. 그래서 부인의 만류에도 불구하고 그는 아예 병원을 접고 본격적으로 매달렸지만 망하는 일만 거듭되었다.

본전 찾기에 사로잡혀 인생을 탕진한 그는 이제야 정신을 차리고서 병원에 취직하고 주식에서 손을 뗐다.

본전을 가장 확실하게 뽑는 사람들은 목욕탕에 가는 여성들이다. 몇 시간에 걸쳐서 때를 밀고 사우나를 하고 욕조에 들락거리고 물을 수백 바가지 끼얹고 공짜 헤어드라이어로 원 없이 머리를 말리고 로션까지 물 쓰듯 쓴 다음에야 나오니까 말이다.

대체로 본전을 뽑으려다 그보다 더 소중한 것을 잃어버리는 경우는 예를 들지 않아도 많다. 마음 편한 인생, 정말 귀중한 것을 찾는 인생이 되려면 지금까지 내가 투자한 것에 대한 본전의식을 모두 던져버려야 한다.

본전은 시간이나 물질일 수도 있고 노력과 사랑일 수도 있다.

정말 아깝고 미련이 남아도 본전의식 때문에 내 인생이 정리가 안 된다면 과감하게 던져버리자. 그래야 정말 큰 본전을 뽑는 인생이 될 수 있다.

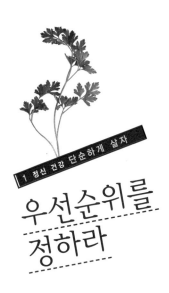

우선순위를 정하라

　　　　풀벌레와 새소리만 들리는 산속에 앉아있으면 바쁘게 돌아가던 시계가 살바도르 달리의 그림처럼 엿가락같이 늘어지고 몸과 마음이 이완되는 느긋한 행복을 맛볼 수가 있다.

　현대인들은 이런 느긋함을 맛볼 기회가 좀처럼 없다. 너나없이 바쁘게 살아가면서 시간이 없다는 말을 자주 한다. 그러나 그 바쁜 스케줄을 가만히 들여다보면 우리의 딜레마가 시간부족보다는 더 근본적인 문제라는 걸 발견하게 된다. 그건 급한 일과 중요한 일을 구별하지 못했다는 사실이다.

　우리는 늘 급한 일과 중요한 일의 긴장 속에서 사는데 급한 일이 끼어들어 중요한 일을 밀어내게 되면 뭘 하는지도 모른 채 허둥지둥 바쁜 삶을 살게 되는 것이다.

　이렇게 살면 정말 중요한 것들을 자꾸 놓치게 된다.

　맞벌이 가정이 늘고 아이들은 공부와 컴퓨터 때문에 늘 혼자이다 보니 가족이 함께 시간을 보내며 깊은 대화를 나누고 가족관계를 든든히 다질 수 있는 기회를 점점 더 잃어간다. 그래서 부부 사이에도 틈이 생기고 자녀와도 소통이 안 된다.

지금 너무 바빠서 가족과 대화할 시간조차 없다면 그 바쁜 일을 멈춰야 한다. 가정보다 더 중요한 일은 없기 때문이다.

어느 경영인이 유명한 컨설턴트를 만나 주어진 시간에 좀 더 많은 일을 할 수 있는 방법을 가르쳐달라고 했다. 그 컨설턴트는 백지 한 장을 주면서 그가 해야 할 일 중에 우선순위가 높은 순서대로 여섯 가지를 적으라고 했다.

다음날에는 그중 첫 번째 일을 완전히 마친 후에 다음 차례의 일을 하는 식으로 하고 하루가 끝나면 종이를 찢어버리라고 했다.

컨설턴트는 사장에게 이렇게 당부했다.

"한두 가지 일만 마무리하게 되더라도 너무 신경 쓰지 마세요. 사장님의 주요 목표는 그 일들을 다 하는 것이 아니라 가장 중요한 일에 사장님의 시간을 쓰는 겁니다. 즉 소중한 일을 먼저 하는 겁니다. 이 방법을 사용하신 후 느끼신 값어치 만큼 수표를 보내주세요."

사장은 얼마 후 그에게 2억 5,000만 원이라는 거액의 수표를 보냈다. 우선순위를 정해 일하는 가치를 거액으로 환산한 것이다.

시간을 잘 쓰려면 먼저 내가 시간을 어떻게 쓰고 있는지 객관적으로 알아야 한다. 사람들은 시간을 쓰는데도 주관적이다. 가령 잠깐 인터넷을 보는데 30분쯤 썼다고 생각하지만 실제로는 2시간 썼고 친구와 수다 떠는데 1시간쯤 쓴 것 같지만 실제 3시간이나 떠들었다.

이런 주관적 개념을 객관적으로 바꾸기 위해 실제 내가 무슨 일에 어떻게 시간을 보내고 있는지 구체적인 점검표를 만들어볼 필요가 있다. 그래서 그 표를 보며 내가 하지 못한 중요한 일을 우선순위에 놓고 꼭 하지 않아도 될 일을 시간표에서 빼버리는 결단을 해야 한다.

내 시간 씀씀이를 한번 돌아보자. 바쁘기만 한 시간이었는지 중요한 일을 한 시간이었는지 말이다.

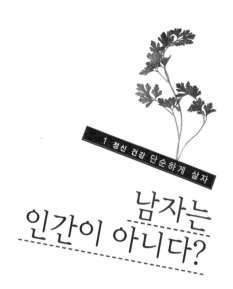

남자는
인간이 아니다?

"남자는 인간이 아닌 것 같아요."

결혼 후 바람피우느라 늘상 속을 썩인 남편을 가진 어느 아내의 하소
연이다.

그녀가 보기에 남편의 외도는 사랑이 아닌 동물적 수준의 배설행위로
보였다. 사실 그렇다. 남성에게는 정신보다 육체가 더 가깝다. 그래서 충
격적인 장면들로 유명했던 영화 '원초적 본능'에서 샤론 스톤이 아찔한
몸짓을 하자 형사들이 그저 헬렐레해져서 그녀에 대한 수사를 제대로 하
지 못하는 장면들이 나온다.

이런 일이 영화적 과장이 아니라는 것이 최근의 연구결과를 통해 증명
되었다. 남성들은 매력적인 여성을 보면 판단력이 흐려지며 이런 경향은
남성호르몬의 분비가 많은 이른바 터프한 남성들이 더 하다는 것이다.

권력의 핵심에 접근한 스파이 중에 매력적인 여자들이 많았고 미인계
라는 단어도 이런 이유로 생긴 것이다.

여성들은 매력적인 남자를 봐도 판단력이 잘 흐려지지 않는데 남자들만 이렇게 되는 것은 테스토스테론이라는 호르몬의 작용 때문이다.

성욕을 좌우하는 이 호르몬은 모든 수컷에게 있는데 심지어 사마귀는 자신이 암컷에게 잡혀 먹힐 줄 알면서도 암컷에게 달라붙어서 교미를 한다. 들키면 이혼 당할 위험을 무릅쓰고 바람피우는 남자들도 이와 별반 다를 게 없다.

이렇게 육체를 숭배하는 남성들에게 가장 무서운 것은 정력의 감퇴다.

그래서 별별 약과 보신식품을 다 먹고 중국에서는 심지어 제사상에도 비아그라를 올려 저세상에서도 즐기시라고 자손들이 배려(?)하는 웃기는 일들도 벌어진다.

남성 호르몬을 증가시키는 데 도움이 되는 식품은 파와 마늘, 고추, 생강 같은 자극적인 향신료와 땅콩이나 효모처럼 고소한 맛이 나는 음식들이다. 그러니 성 호르몬을 주체 못해 한 눈 파는 남편에게는 이런 음식들은 덜 먹이는 것이 좋다.

이 남성 호르몬은 남자에게만 있는 것이 아니라 여자에게도 있는데 호르몬의 농도가 불안정해지면 여성의 성욕도 감퇴한다.

폐경이 되어도 이런 현상이 나타나지만 지나치게 스트레스를 많이 받거나 다이어트를 심하게 해도 이런 문제가 생긴다.

재미있는 것은 젊을 때 남성 호르몬을 지나치게 과시한 남성은 늙어서 오히려 얌전하게 여성화 된 모습을 많이 보여주고, 젊어서 여성적인 소극성과 순종으로 일관한 여성들은 나이 들어서는 반대로 남성적인 씩씩함을 보여준다는 사실이다. 이 때문에 젊어서 아내를 함부로 막 대하는 남자들은 늙어서 구박 받을 각오를 해야 한다.

남성들은 섹스를 대단한 무기로 생각하고 그 때문에 정력을 위해 엽기적인 짓까지 하지만 사실 여성들의 행복은 남성 호르몬에 의해 좌우되지 않는다.

상대를 배려해주는 자상한 행동, 부드러운 말 한마디가 여성들을 더 감동시킨다는 사실을 아는 남자는 많지 않은 것 같다. 참고로 아내들이 좋아하는 남편은 '○○쇠 시리즈'들이다.

아내의 단점이나 잘못은 절대 말 안하는 철통같은 자물쇠,

아내의 맘이 닫혀있을 때 언제나 활짝 열어주는 만능열쇠,

아내가 화를 내고 짜증을 부려도 둥글둥글 굴렁쇠,

아내와 대화할 때 부드럽고 감미로운 수액의 고로쇠,

일하고 돈 벌 땐 개미처럼 부지런한 마당쇠,

모진 풍파에도 끄떡없이 가정을 지키는 무쇠란다.

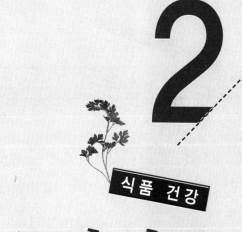

2

호박씨를 까자

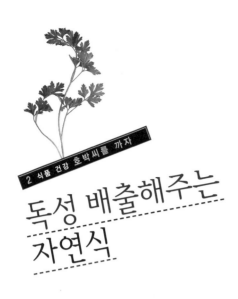

독성 배출해주는
자연식

세계 신기록 중에는 이상한 것들도 많은데, 그 중 하나가 전갈 3,400마리와 한 방에서 32일간 체류한 한 태국여성의 신기록이다.

맹독성 전갈들이 우글우글한 방에 있는 광경은 영화 '인디애나 존스'에나 나올 것 같은 끔찍한 광경이지만, 이 무서운 전갈들도 자기들을 자극하지 않으면 물지 않기 때문에 한 달 이상이나 같은 방에서 생존할 수 있는 것이다.

독이 있는 동물들은 자기 방어나 생존을 위한 먹이를 잡을 때만 독을 쓰지 함부로 아무 때나 쓰진 않는다.

그런데 동물의 독이건 식물의 독이건 조물주가 만든 독은 독으로만 끝나지 않고 약으로 쓰인다는 사실이 흥미롭다. 전갈의 독 역시 뇌 암 치료제로 개발되고 있다.

뇌종양의 70퍼센트 이상을 차지하는 신경교종에 전갈의 독을 주사하면 독이 암세포만 죽이고 정상세포에는 아무런 해가 없다는 것이다. 아직은 시험단계이기는 하지만 이 방법으로 뇌종양이 완치된 청년도 있다.

독으로는 둘째가라면 서러운 독사의 독도 항암제로 쓰이는데 특히 한국산 살무사의 독이 그중에서도 최고라고 한다.

벌침의 독이 통증이나 염증에 탁월한 효과가 있어서 관절염 등의 치료에 쓰인지는 오래되었고 감자의 싹에 들어 있는 독인 솔라닌도 약으로 이용된다. 자연이 만들어낸 독은 이렇게 독과 약의 양면성을 가진다.

정말 무서운 독은 사람이 만든 독이다. 사람이 만든 독은 독이라는 이름으로 불리지 않고 약이라든가 방부제, 보존제, 색소, 발색제, 향료, 산화방지제, 탈색제, 고착제, 유화제 등등의 이름으로 불린다.

물론 이들은 다 허용 기준치 이하로 거의 모든 가공식품이나 약물에 들어가지만 사람은 어느 한 가지만 먹고 살지는 않는다. 가령 라면 한 그릇과 과자 한 봉지, 소시지 한 개, 청량음료 한 캔을 먹었을 때 섭취하는 첨가제의 양을 합하면 허용기준치보다 높아질 수밖에 없다.

그래서 노상 가공식품과 패스트푸드 위주로 사는 사람은 독탕에서 사는 거나 다름없다.

요즘 출산하는 신생아 중에 아토피성 피부염을 가진 아이들의 비율이 날로 높아지는 것도 산모가 늘 먹는 음식에 많은 원인이 있다. 몸속에 쌓인 독이 아기를 통해 나타나는 것이다.

독을 적게 먹으려면 첨가제가 든 음식을 피하고 자연식 위주로 먹어야 하며 이미 들어간 독을 빼내기 위해서도 해독력이 있는 자연식이 필요하다.

양배추는 첨가제가 몸속에 쌓이는 것을 막아주며, 양파는 니코틴을 제거하는 효과가 있다. 마늘은 체내의 수은을 배출하며, 사과는 납이나 수은 등의 중금속을 배출시키고 미역에 함유되어 있는 알긴산은 중금속, 농약성분, 발암물질 등을 배출시키고 가공식품으로 인한 독성을 밖으로 내보내는 힘이 있다.

그 밖에도 봄에 나는 으뜸 해독식물인 미나리를 비롯해 녹차, 돼지고기, 매실 등 해독작용을 가진 식품들을 부지런히 챙겨 먹으면 그래도 독을 쫓아낼 수 있다.

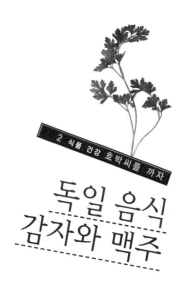

독일 음식
감자와 맥주

2006월드컵 개최지였던 독일인들은 옆 나라인 프랑스인들과 사뭇 다르다.

프랑스인들이 감성적이라면 독일인들은 이성적이다. 그래서 어찌 보면 무뚝뚝하고 냉정하며 매사에 실용적인 것이 기준이 된다.

음식문화도 프랑스는 세계 최고라고 할 만큼 화려하고 다양한데 독일인들은 눈으로 즐기는 요리 같은 것은 찾지 않는다. 그러니 요리 배우러 독일 가는 사람은 없다.

독일 음식은 감자와 소시지, 그리고 맥주가 전부다. 이 단순 질박한 음식문화는 요리의 재료가 많지 않은 지형적 특색의 탓도 있다. 바다와 들판, 산을 골고루 낀 프랑스처럼 다양한 식문화가 발달할 수 없었기 때문이다.

그러나 독일음식은 영양 면에서는 손색이 없는 웰빙 식품이다. 우리가 밥을 먹듯 독일인들이 매일 먹는 감자는 알칼리성 식품으로 비타민 C와

B가 풍부하고 칼륨, 철분, 마그네슘 등 미네랄도 많다.

감자의 비타민 C는 열을 가해도 잘 파괴되지 않는다. 게다가 식물성인데도 필수 아미노산이 많아 고기에 뒤지지 않는 채소가 바로 감자다.

감자에 특히 많은 칼륨은 몸의 나트륨을 배출시켜주기 때문에 혈압이 높은 이들이 꼭 먹어야 할 식품이며, 소화기관을 튼튼하게 해서 위궤양에도 좋다.

만일 위가 좋지 않다면 즉시 감자를 날로 갈아서 즙을 매일 마시면 위가 튼튼해지는데 암에도 이 날감자즙이 효과가 있다

2010년 월드컵 기간에 가장 많은 재미를 본 건 맥줏집일 것이다. 월드컵 때만 되면, 더구나 우리나라가 승승장구하면 대형 TV를 틀어놓은 맥줏집마다 꽉 들어찬 젊은이들이 축구에 열광하면서 부어라 마셔라 한다.

우리나라 사람들은 맥주를 술로 마시지만 독일인들은 음료에 가깝게 마신다. 우리처럼 한바탕 취하도록 마시지는 않는다는 얘기다.

석회질이 많은 유럽의 물로 인해 프랑스에서는 포도주를 음료처럼 마시고 독일인들은 매일 맥주를 마신다. 포도주든 맥주든 많이 마시면 건강을 해치는 건 똑같지만 그래도 이들이 마시는 술이 다른 술보다 나은 건 영양분이 많이 들어 있기 때문이다.

맥주에는 비타민 B군이 많아 소화력을 높이고 식욕을 돋우는 기능이 있는데다 지방의 소화력을 높여주기 때문에 소시지 같은 고기요리에 안성맞춤이다.

하지만 칼로리가 높아서 많이 마시면 살이 찌는데 특히 뱃살의 주범이 되니 몸매를 생각하는 이들은 피하는 게 좋다. 맥주 한 컵이 빵 한 개라고 생각하면 된다. 그래서 당뇨환자들도 맥주는 마시면 안 된다.

요즘 이 맥주를 무식하게 폭탄주로 만들어 마시는 이들이 있는데, 맥주를 다른 술과 함께 마시면 알코올이 더 빨리 흡수돼 간, 위, 콩팥을 상하게 만들어 치명적이다. 사실 맥주보다는 맥주를 만들 때 부산물로 나오는 맥주 효모가 건강에는 훨씬 더 좋다.

　그런데 감자나 소시지 같은 독일 음식에 가장 잘 어울리는 음식은 김치다.

　감자의 팍팍한 느낌도, 소시지의 느끼한 맛도 싹 없애주는 절묘한 맛을 가진 김치를 독일인들에게 맛보게 하면 별맛 없는 독일식 양배추절임을 단번에 누를 수 있지 않나 싶다.

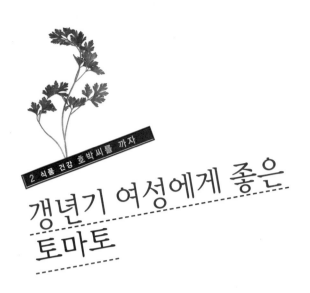

갱년기 여성에게 좋은 토마토

'토마토가 빨갛게 익으면 의사의 얼굴이 파랗게 질린다'는 서양속담이 있다. 그만큼 토마토에는 건강에 이로운 영양성분이 많다는 이야기다.

정력 식품으로도 알려진 토마토는 '만병통치약'이라 할 수 있을 만큼 인체에 좋은 영향을 주는 식품이다.

토마토를 생으로 먹든 익혀 먹든, 혹은 주스를 만들어서 먹거나 수박과 함께 먹어도 좋은 이 식품은 특히 갱년기를 맞는 여성들에게 좋다.

토마토 주요성분 중의 하나는 고운 피부를 가꾸어 준다는 것이다. 변비를 해소시켜 탄력 있고 고운 피부를 가꾸는 데 한몫하는데, 토마토에는 비타민 A, B, C와 칼륨, 칼슘 등의 미네랄이 함유되어 있다.

토마토는 채소 중에서 특히 비타민 C의 함유량이 많으며, 이 비타민 C는 고혈압을 예방한다. 매일 아침 공복 시에 신선한 토마토를 1개 내지 2개씩 2주 정도 계속해서 먹으면 서서히 그 효과를 볼 수 있다.

토마토에 들어 있는 식물섬유는 변비에 좋으며 대장의 작용을 원활히 해서 혈액 중의 콜레스테롤 수치를 낮추고 비만을 예방하는 데 효과가 있다.

또한, 토마토는 피를 맑게 하는 효과가 있고, 동맥경화와 간장병에도 매우 좋다. 지방질이 많은 음식의 소화를 돕는 작용이 있으므로 육식이나 산성식품을 많이 먹는 사람은 필수적으로 먹도록 해야 한다.

토마토 생즙은 여러 비타민이 골고루 들어 있어 어떤 과일 보다도 영양가가 풍부해서 생즙 중에서도 으뜸으로 꼽을 수가 있다.

그러나 시간이 지나면 성분이 분리되므로 만든 후 바로 마시는 것이 좋다. 고혈압이나 심장병에는 소금이 금물이므로 그냥 마시도록 한다.

최근의 연구결과에 의하면 토마토가 위암, 폐암, 전립선암 예방에도 효과가 있는 것으로 알려졌다. 미국의 시사주간지 '타임'은 암을 예방하는 10대 식품을 특집으로 다루면서, 그 첫 번째 식품으로 토마토를 꼽기도 했다.

토마토를 몇 개씩 먹기는 힘들지만 토마토의 성분을 농축시킨 식품을 섭취하는 것은 매우 간단한 방법이다. 토마토를 가공한 식품들은 토마토가 빨갛게 익을 때까지 가지에 매달려 햇볕을 충분히 받았기 때문에 영양분이 많이 함유되어 있다.

토마토 생즙은 식사 때 마시는 것이 바람직하다. 토마토의 카로틴은 지방과 합쳐지면 녹는 성격이 있기 때문에 식사를 하면서 섭취하면 체내에 흡수되기가 용이하기 때문이다.

다른 과일과 마찬가지로 토마토도 설탕을 쳐서 먹지 않는 것이 비타민 B의 손실을 줄이는 방법이다.

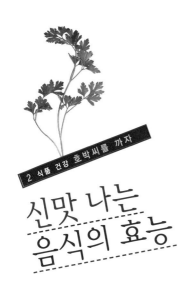

신맛 나는
음식의 효능

　　　　　여름철 중에서도 장마철은 음식이 가장 상하기 쉬워 식중독이나 배탈이 나는 시기이다. 그래서 신선한 재료로 만든 음식은 시간을 두지 않고 빨리 먹어야 하며 어패류 같은 음식은 열을 가해 익히고 끓여 먹는 게 가장 안심이 된다.

　예전부터 비가 오는 여름날 칼국수를 밀어 그 자리에서 끓여 먹거나 전을 부쳐 바로 먹었던 관습도 이런 이유와 무관하지는 않을 것 같다.

　요즘엔 냉장고 덕분에 음식 보관이 잘 되지만 냉장고에 뒀던 음식도 오래되면 탈이 나는 수가 있으니 냉장고도 너무 믿지 말아야 한다.

　식중독이나 배탈을 예방하는 좋은 방법은 그런 균을 억제하는 음식을 같이 먹어주는 일이다.

　신맛이 있는 음식은 우리 체내에서 나쁜 균을 억제하는 일을 하기 때문에 장마철에는 신맛이 나는 음식을 자주 먹는 게 좋다.

　어떤 음식을 먹고 '시다'고 느끼는 것은 그 음식에 들어 있는 유기산 때문이다. 식초에는 초산이, 김치와 요구르트에는 젖산이, 레몬과 오렌지 등 과일에는 사과산과 구연산이 신맛을 낸다. 이런 유기산에는 몸에 필요한 효능이 있다.

신 음식을 떠올리는 것만으로도 입에 침이 고일만큼 유기산은 미각을 강력하게 자극한다. 이 자극은 뇌의 식욕 중추에 영향을 끼쳐 식욕을 돋운다. 또, 신 음식을 먹으면 침이 많이 나와 식욕이 생기고 소화가 잘 되는데, 샐러드나 해파리냉채 등 대부분의 애피타이저가 신맛인 것도 이 효과를 이용한 것이다.

또한, 유기산은 피로할 때 몸에 쌓이는 젖산을 분해하고 쉽게 에너지원으로 전환돼 몸에 활력을 불어넣는다. 몸이 나른하고 피곤하거나 스트레스를 받을 때 신맛이 강한 음식을 먹으면 에너지를 쉽게 보충할 수 있다.

피로회복에는 매실이 좋은데, 에너지 음료에서 시큼한 맛이 나는 것도 같은 이유이다. 매실에는 피크르산 이라는 물질이 있어서 이것이 독성물질을 분해하고 균 억제작용을 해서 식중독을 예방해준다.

그래서 특히 여름에는 매실 장아찌나 매실즙, 매실주 등을 음식과 함께 먹는 습관을 들이면 더없이 좋은 건강관리법이 된다.

또 좋은 방법은 녹차를 수시로 마시는 것이다. 모든 음식은 몸 안에 들어와 에너지를 내려면 소화기관에서 소화돼 일정한 에너지화 과정을 거쳐야 한다.

탄수화물은 소화 후 복잡한 단계를 거쳐야 이 과정이 시작되지만, 유기산은 소화 후 곧바로 이 과정에 돌입하기 때문에 에너지를 훨씬 빨리 만든다. 단, 역류성 식도염이 있으면 공복에 신 음식을 먹으면 좋지 않다. 신 음식을 먹으면 위산이 역류해 속이 쓰릴 수 있기 때문이다.

일본에서 1988년에 집단 식중독 사고가 발생했는데, 녹차가 포도상구균 같은 식중독 균을 살균, 해독한다는 사실이 밝혀지면서 단체급식에 녹차가 의무적으로 제공되었다. 생선회를 먹을 때 곁들여 나오는 고추냉이도 식중독 예방을 위해 같이 먹어주는 것이 좋다. 생강의 매운 맛과 톡 쏘는 향은 살균 항균 효과가 있어서 요리할 때 생강을 많이 쓰는 것도 좋은 방법이다.

　음식을 먹을 때 삼십 번 이상 씹어주면 입에서 침이 많이 나오는데 침 속에는 세균이나 바이러스를 제거하는 성분이 들어 있기 때문에 충분히 씹어주는 습관을 들여야 한다.

　벌집에서 채취하는 프로폴리스도 식중독 예방에 아주 좋다. 강한 살균력을 지닌 이 갈색 액체를 식사 후 두세 방울 먹으면 배탈 날 일이 거의 없다.

　일단 배탈이 나거나 식중독에 걸리면 병원에 가는 것이 순서지만 가벼운 증세라면 집에서 쉬면 대개 낫는다. 설사나 구토를 하면 사람들은 놀라서 이를 빨리 멈추게 하려고 애쓰지만 사실 구토란 위에 들어온 독소를 밖으로 내보내려는 반응이며 설사는 과도하게 자극받은 소장이 자극을 씻어내는 과정이다. 즉 몸이 자신을 지키려는 반응이기 때문에 억지로 멈추게 하지 말고 자연스럽게 멈출 때까지 기다리는 게 낫다. 대신 수분을 충분히 섭취해야 하는데 감초와 검정콩을 같은 양으로 해서 물에 푹 달인 것을 하루에 두어 번씩 마시면 좋다. 또 사과를 즙을 내어 마시게 하고 매실원액 한 수저를 따뜻한 물 한 컵에 꿀과 함께 풀어 마시면 증세가 빨리 가라앉는다.

　한방에서는 신맛의 가장 큰 효능으로 '해독 기능'을 꼽는데 식초의 신맛은 간을 보호해 해독 기능을 높인다.

술을 마시기 전에 흑식초를 물에 3분의 1 정도로 타서 마시거나 레몬을 한 조각 먹으면 술에 덜 취하고, 술을 많이 마신 다음 날 식초가 들어간 미역냉국이나 무 초절임 등을 먹으면 숙취 해소에 좋다.

신맛은 살균 작용도 강하다. 신 음식에 들어 있는 유기산은 세균을 싸고 있는 세포막을 뚫고 들어가 살균작용을 한다. 생선회를 먹을 때 레몬즙을 뿌리는 것도 신맛의 살균 작용 때문이다. 식후에 레몬을 잠깐 물고 있거나 물에 식초를 살짝 타 입을 헹구면 충치나 구내염을 예방할 수 있다.

신맛은 다이어트에도 좋다. 홍초, 흑식초 등 마시는 식초와 석류 음료 등이 다이어트 식품으로 개발된 것도 이 때문이다. 산은 체내의 인슐린 상승을 억제하고 포만감이 오래가도록 해 다이어트에 도움을 준다.

당 지수가 높은 중국 요리를 먹을 때 식초를 치고, 식초가 들어간 소스에 빵을 찍어 먹으면 당지수가 낮아지고 느끼한 맛도 사라진다.

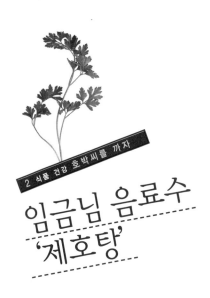

임금님 음료수 '제호탕'

밤잠까지 설치게 하는 후텁지근한 날씨 때문에 자꾸만 차가운 마실 것만 찾게 되는 여름철. 그렇다고 아무 생각 없이 청량음료만 들이키다 보면 단맛 때문에 입안이 텁텁해지고 식욕도 떨어지기 쉽다. 게다가 칼로리는 높아서 살이 찌는 원흉이 되기도 한다. 그러니 아무리 밥을 적게 먹어도 청량음료를 한두 잔 마시면 아무 소용이 없다.

이 때문에 첨가제가 들어 있지 않고 영양이 풍부한 천연음료를 마시는 것이 건강이나 미용에도 훨씬 낫다.

여름에 신맛 나는 음료는 땀샘의 확장을 막아 수분을 조절해주고 비타민이 풍부한데 매실 주스나 오미자차가 이런 음료다.

오미자는 신장을 보호해주고 체질을 강화해주며 부기 때문에 얼굴이 커 보여 짜증나는 여성들에게 특히 좋다. 끓이지 않아도 그냥 찬물에 잘 우러나는 예쁜 선홍색 빛의 주스로, 다른 과일을 얇게 썰어 위에 동동 띄

위 마시면 더 맛깔스럽다.

더운 날 대나무 숲에 가면 무척 서늘한 기를 느끼게 되는데 대나무는 성질이 차서 여름에는 더없이 좋은 나무다. 그래서 대나무로 만든 돗자리나 방석 등을 쓰는데 대나무 잎을 끓여 식힌 죽엽차를 마시면 열을 식히며 피를 맑게 할 뿐 아니라, 더위를 먹어서 입맛이 없고 몸에 기운이 없으며 피로할 때 아주 좋다. 단, 몸이 냉한 사람은 계속 많이 마시면 좋지 않다.

우리나라에 많이 있는 소나무의 잎을 따서 끓이면 솔잎차가 된다. 이걸 차게 식혀서 마시면 타닌 성분이 수분 생성을 촉진해서 땀으로 많이 빠져나가는 수분을 보충해주고 갈증을 해소해주며 더위로 흥분된 신경을 진정시켜주는 효능이 있다.

유달리 땀이 많이 나서 견디기 힘든 남성들은 황기를 끓여서 식힌 음료를 수시로 마시면 땀도 덜 나고 기운을 북돋아 준다.

구기자 주스는 더위로 허약해진 기운을 보충해주고 피부 트러블에도 좋으니 여성들이 자주 마시면 좋다.

여름날 삶은 가지처럼 늘어진 남성에게는 두충냉차도 괜찮다. 두충은 간과 쓸개의 기능을 활발하게 해주고 팔다리에 힘이 없는 무력감을 없애주며 정력도 좋아지니 더할 나위 없이 좋은 식품이다.

둥굴레 차를 식혀서 마시면 아주 구수한 맛이 나는데 둥굴레는 식욕이 떨어져 기운이 약해졌을 때 보리차처럼 수시로 마시면 기운을 북돋워 주는 음료다.

장금이가 여름날 상감마마에게 올린 음료수는 뭘까? 그건 제호탕이라고 하는 건데 매실가루와 초과, 사인, 백단향 등의 가루를 꿀에 넣어 끓여

엿처럼 된 것을 찬물에 타서 만든 보약성 음료다. 정성이 사랑이라고 생각하는 여성들은 제호탕을 만들어 남편에게 오렌지 주스 대신 줘보라. 아내를 왕비처럼 여길지도 모를 일이다.

이 제호탕 때문에 버림받은 여자도 있는데 우리가 잘 아는 오성과 한음 중에서 한음의 첩이 그랬다. 그녀는 대궐에서 일을 마치고 돌아온 한음이 더위에 지쳐 말도 제대로 하지 못하면서 손만 내밀자 눈치가 백단이라 냉큼 제호탕을 바쳐 그를 감격하게 만들었다. 그런데 이 한음이란 남자 왈, "그대는 내 비위를 너무 잘 맞춰 내가 그대에게 푹 빠질 듯하니 더 빠져 큰일을 할 수 없을까 염려되므로 이제 그만 가라"고 그녀를 내쫓았다.

요즘 세상에 제호탕을 바치는 사랑스런 아내를 이런 이유로 내쫓을 남자는 절대 없을 것이다.

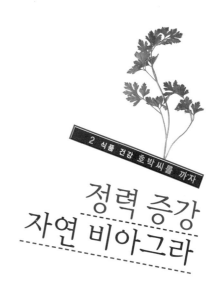

정력 증강
자연 비아그라

아내를 먼저 떠내 보내고 혼자 사는 남편은 보편적으로 나머지 인생이 과히 좋지 않다고 한다. 우선 건강이 문제다. 아내의 빈자리를 그 어떤 것으로도 채우기 어렵다는 말인데, 금슬 좋은 부부일수록 홀로 남은 남편이 겪는 고초는 더 심할 수밖에 없다. 그래서 여자는 과부로 살 수 있어도 남자는 홀아비로 살기 어렵다는 말도 일리 있게 들린다. 시류에 적합하지 않은 표현 같지만 어쨌든 맞는 말 같다.

그런데 일본에서는 아주 재미있는 통계 자료가 나온 적이 있다. 남자는 아내가 있어야 오래 살고 여자는 남편이 없어야 오래 산다는 연구 결과가 신문에 소개된 것이다. 이 기사를 보고 고개를 끄덕이며 맞는 말이라고 박장대소하는 여성도 적지 않을 것이다.

그러나 어느 경우든 화목하게 살고 싶지 않은 부부는 없다. 기왕에 남편과 아내로 만나 한 평생 살아갈 인연이라면 알뜰살뜰 살고 싶은 것이 한결같은 바람일 것이다. 누군들 웬수와 살면서 허구한 날 지지고 볶고 싸움 타령만 하면서 살고 싶겠는가?

분명한 사실은 사랑하는 남편과 아내가 함께 살 때는 그 인생 자체가 복되고, 더욱이 여자를 젊고 아름답게 만든다는 것이다. 어쨌든 부부가 서로 사랑해야 할 일이다.

부부의 삶 속에는 어느 정도 에로틱한 시간도 있어야 한다. '벌거벗어도 부끄럽지 않은 사이'가 부부이므로 두 사람 만의 아름다운 관계가 이루어져야 한다. 그러나 아무리 숭고한 생각을 하고 있어도 각자가 생활에 쫓겨 스트레스에 짓눌리다 보면 몸도 마음도 건조해지기 십상이다.

사랑하며 살아야 하는데 그 방법이 애매하다고 할 때 필요한 것이 자연 비아그라이다. 처방에 의해 판매되는 비아그라는 심장병 등 부작용을 일으킬 염려가 있을 뿐 아니라 성생활은 남자 혼자 하는 것만이 아니기 때문이다. 부부가 함께 건강해야 한다.

쉽게 구할 수 있는 자연 비아그라로는 아보카도라는 과일이 있다. 슈퍼마켓에도 있는 이 과일에는 최음 성분이 있으며 부부 사랑에 좋은 효과를 주어 남미의 아주텍인들은 아보카드를 '음식의 신'으로 부른다.

아보카도는 비타민 B6과 에너지 생성과 연관 있는 폴릭에씨드를 함유하고 있으며 남성뿐 아니라 여성의 성욕을 증진시키는 데도 효과가 있다. 아보카도는 또, 매우 높은 수치의 엽산을 함유하고 있어 단백질의 합성을 돕는다.

또한, 파슬리에는 에로틱한 기분을 돋우는 성분이 있어서 늦은 저녁시간에 파슬리를 차로 끓여 부부가 함께 마시면 색다른 티타임이 될 수 있다.

로즈메리 오일은 강력한 최음 효과가 있다. 식용유 한 컵에 로즈메리 오일 네 방울을 섞어서 천골(엉치등뼈) 부위에 문지르면 좋은 효과를 얻을 수 있다.

　로마제국의 의학 저술가 켈수스는 찬물이 남성의 정력을 높인다고 했는데, 이건 미국에서도 실험으로 입증되었다. 겨울철에도 남편에게 찬물 샤워를 시키자. 살찐 남편이라면 다이어트 효과까지 얻을 수 있다.

　알리신이 함유되어 있는 마늘이 정력 증강제로 인기를 얻고 있는데 집에서도 얼마든지 해먹을 수 있다. 마늘을 껍질째 전자레인지에 넣고 돌리면 속까지 푹 익는다. 껍질을 벗겨 소금을 찍어 먹기만 하면 되는데 남편만 주지 말고 아내도 먹어야 한다. 정력 증강용으로만 쓰기에는 좋은 성분이 너무 많기 때문이다.

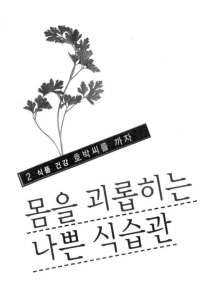

몸을 괴롭히는
나쁜 식습관

더운 여름에 시원한 수박이 먹고 싶은 것은 몸에 열이 많고 수분이 부족하다는 증거다. 반면에 짭짤한 밑반찬에 손이 가는 것은 땀으로 빠진 나트륨을 보충하겠다는 신호다. 이처럼 우리 몸은 몸에 부족한 영양을 먹고 싶은 식욕으로 표현하는 수가 종종 있다.

몇 년 전, 금강산에 가는 배에서 가이드가 해준 이야기다. 스님들이 단체로 금강산 여행을 오신다고 해서 특별히 채식으로만 음식을 차렸는데 그 음식을 보는 스님들의 눈빛이 도무지 곱지 않더라는 것이다. 다음 날 보니 스님들이 거의 다 일반인들이 먹는 식당에 가서 식사를 하시더란다.

스님들도 사람인데 채식으로만 몸을 채우면 몸이 필요한 영양소를 넣어달라고 얼마나 입을 괴롭히겠는가. 더구나 즐거운 여행길인데 맨 날 드시던 푸성귀만 잔뜩 차려놓을 생각을 한 담당자는 사람의 몸과 마음을 좀 모르는 사람이었던 것 같다.

아는 이들 중에도 채식만 한다는 사람들이 있는데 거의 다 빈혈에 시달려 노리탱탱한 낯빛을 하고 있다. 채식 위주의 식단은 좋지만 가끔씩 육식도 하고 생선도 먹어주며 단백질과 지방을 보충해야 몸이 아우성치지 않는다.

그다지 바나나를 즐기지 않는 사람이 문득 바나나가 먹고 싶을 때는 몸에 칼륨이 부족한 것이 아닌가 생각해봐야 한다. 생쌀, 특히 물에 불린 날 현미가 맛있게 느껴지면 비타민 B가 부족한 경우가 많다.

서양에서는 갑상선에 이상이 생기면 올리브 열매가 먹고 싶어진다고 하며 또 폐가 안 좋으면 양파처럼 매콤한 것을 찾고 레몬, 키위, 오렌지 같은 과일들이 계속 당기면 간과 담낭의 병을 의심해봐야 한다고 한다.

중국음식이 못 견디게 당기면 화학조미료 속에 있는 나트륨이 먹고 싶다는 현상이다.

어릴 적에 동네 아이들이 동굴 속에 있는 붉은 흙을 먹는 흙이라며 파먹는 걸 본 기억이 있는데 아마 그 아이들은 가난한 시대에 칼슘 부족에 빠졌던 것이 아닌가 싶다. 칼슘 섭취가 가장 왕성해야 할 성장기 아이들이 치즈를 좋아하는 건 당연한 일이다.

이렇게 몸이 요구하는 성분이 식욕을 통해 나타나는 경우가 많다. 그러나 먹고 싶다고 해서 그것이 다 우리 몸에 필요한 영양소라는 얘기는 아니다.

소주와 삼겹살을 자주 먹는 사람은 술과 고기의 지방을 즐기고 싶은 것이지 그 성분이 몸에 모자라는 것은 아니다. 심장병 때문에 무염식을 하는 사람이 뭔가 짭짜름한 것을 먹고 싶은 것은 식습관 때문이지 몸을 이롭게 하는 건 아니다. 콜라가 먹고 싶은 것은 카페인 때문이고, 과자에 손이 가는 것은 군것질하는 버릇 때문이다.

이처럼 입은 필요한 것을 찾아내는 탐지기도 되지만 필요 없는 것을 통과시키는 책임감 없는 문지기도 될 수 있다. 입을 너무 무시해서도 안 되고 또 너무 믿지도 말라는 얘기다.

유행어를 만들어낸 '된장녀'에 해당하는 여자들은 입맛이 아닌 눈 맛을 따르는 것 같다. 세계적인 브랜드를 붙인 음식이 아니면 커피도 아이스크림도 빵도 먹지 않는다.

촌스러운 것은 무조건 싫고 세련된 것은 무조건 좋아하는 된장녀의 점심 메뉴를 결정하는 것은 입이 아니라 눈인 것이다. 그녀들은 과연 어디서 왔을까?

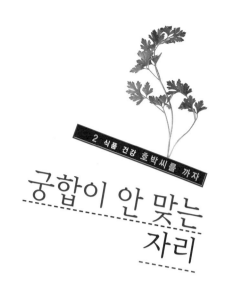

궁합이 안 맞는 자리

서해안에 가면 조개구이 집이 많다. 거기에서 조개와 새우 주꾸미까지 푸짐하게 구워 먹고 썰물로 바다가 빠져나간 개펄에서 호미를 들고 열심히 조개와 낙지를 잡으며 뒹구는 재미가 괜찮다.

나중에 개펄이 잔뜩 묻은 몸을 해수탕에서 개운하게 씻어낸 후 국도변에 있는 과수원에서 그날 따서 내다 파는 복숭아와 포도를 먹으면 하루 나들이로는 손색이 없다.

여기서 조심할 사항은, 조개요리를 잘 먹고 난 뒤 찐 옥수수가 맛있게 보인다고 사먹으면 곤란하다. 조개는 균이 잘 번식하는 음식인데 이걸 먹고 난 뒤 소화가 잘 안 되는 옥수수를 먹으면 배탈이 나기 쉽다.

여름철 보신한다고 기름진 장어구이를 먹었다면 말랑말랑한 복숭아라도 디저트로 먹으면 탈이 난다. 장어의 고지방이 소화에 부담이 되는 데다 복숭아의 유기산은 위에서 소화가 안 되고 바로 작은창자에 가는

데, 복숭아의 유기산이 소장에 자극을 줘서 장어의 지방이 소화되는 것을 방해해 설사를 일으키기 쉽기 때문이다. 이처럼 함께 먹으면 궁합이 잘 안 맞는 음식들이 있다.

누구나 좋아하는 미역국에 마늘은 들어가도 좋지만 파는 금물이다. 미역에는 콜레스테롤의 침착을 막고 공해물질을 배출하는 알긴산이라는 성분이 있는데, 파에도 역시 미끈거리는 성분이 있어서 알긴산의 흡착력이 떨어지고 너무 미끄러워져서 먹기에도 좋지 않다.

홍차를 마실 때 몸에 좋은 꿀을 넣으면 어떨까 생각하는 이가 있다면 설탕을 넣는 쪽이 낫다. 왜냐면 홍차에 있는 타닌 성분이 꿀의 철분과 결합해 타닌산 철을 만들어 녹지 않고 배출되게 하기 때문이다.

마찬가지로 순대와 간을 잘 먹고 나서 먹지 말아야 할 것이 있다면 바로 감이나 곶감이다. 역시 감속의 타닌이 순대와 간의 철분을 밖으로 버리게 만들어서이다.

햄버거를 먹을 때 느끼한 맛을 없애주는 데는 콜라가 좋지만 영양 면에서는 빵점이다. 콜라 속의 인산이 칼슘과 결합해서 칼슘 결핍을 일으키니 그보다는 우유가 훨씬 낫다.

토마토나 딸기 같은 새콤한 맛의 과일에 설탕을 쳐서 먹는 것도 좋지 않다. 설탕은 영양이 제로라서 다른 영양분을 뺏어가야 대사가 되는데 과일 속의 비타민 B를 뺏어가니 그냥 먹던지 꿀을 약간 치는 것이 좋다.

우유에 설탕을 치면 나쁘다고 소금을 넣는 이도 있는데 원래 우유 속에는 소금 성분이 들어 있어서 사실 칠 필요가 없다. 괜히 혈압만 올려줄 뿐이다.

잘못된 음식 궁합보다 더 문제가 되는 궁합들이 있다. 여름철에 바다 이야기라는 말은 얼마나 듣기에 좋은 시적인 말인가. 그런데 이게 게임장에 척 붙어서 아주 흉악한 도박 괴물이 되어버린 적이 있다.

명품이 나쁜 건 아니지만, 이게 대책 없는 허영심과 만나면 한 집안을 거덜 내는 '웬수'가 되고 만다.

어울리지도 맞지도 않은 자리에 오르려고 야망을 불태우는 이들에게 말해주고 싶다. 궁합이 안 맞는 자리에 앉아서 많은 사람들을 괴롭힐 야망은 버리고, 내게도 남에게도 복이 되는 낮고 작은 소망을 가지라고 말이다.

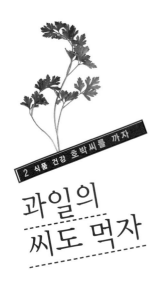

과일의
씨도 먹자

남자와 여자를 구분하는 신체적인 특징은 여러 가지가 있다. 그런데 크기와 모양은 달라도 남자에게 있는 것은 여자에게도 있고, 또한 여자에게 있는 것은 남자에게도 있다. 하지만 정작 여자에게는 없는 것이 있다.

구체적으로 살펴보면 남자의 앞 목은 여자와 다르게 가운데 부분이 튀어나와 있다. 후골이라는 물렁뼈가 튀어나온 것인데 '아담의 사과'라고도 한다. 아담이 선악과를 급히 먹다가 그 씨가 걸려서 그렇게 되었다는 우스갯소리가 있다. 그건 먹지 말아야 할 씨앗이 목으로 넘어갔다는 얘기다.

사람들은 과일의 씨는 먹지 못하는 것으로 알고 있다. 그러나 알고 보면 씨는 쓰레기통에 던져질 정도로 하찮은 것이 아니다. 씨는 그저 과육을 위해 존재한다고 생각하지만 실은 그 반대로 과육이 씨를 위해 존재하는 것이다.

과일의 씨에는 많은 영양소와 항산화 물질이 들어 있다. 어떤 이들은 과일의 씨에는 독물질인 시안 화합물이 있어서 먹으면 안 된다고 한다. 그러나 이 시안 화합물은 항암 작용을 하는 아미그달린이라는 물질로, 구미에서는 이미 제품으로 시판되고 있다.

과일을 먹을 때는 모든 씨를 몽땅 먹어야 한다는 말은 아니다. 두세 개만 먹어도 필요한 아미그달린을 섭취할 수 있다.

동종요법에서 미량의 독이 질병을 고치듯이 씨에 있는 미량의 시안 화합물도 우리 몸에 독이 아닌 약이 될 수 있다.

다만 살구나 복숭아씨처럼 크고 단단한 씨를 억지로 먹으라는 것은 아니고 사과나 배, 수박씨를 먹고 이가 좋은 사람이라면 포도씨를 깨물어 먹으면 더 좋다.

포도씨에는 항산화 물질이 많아서 노화 방지에 그만이다. 포도를 먹을 때마다 씨를 모아놓았다가 참기름 짜듯이 짜서 먹고 바르면 최고의 노화 방지제가 된다.

프랑스의 유명한 비노테라피도 포도씨를 갈아서 마사지를 하는 것이고, 씨앗 추출물로 화장품을 만들어 인기를 얻고 있다.

또한 포도씨에는 항암에 좋은 리놀렌산, 아라키드산 등의 필수지방산이 20퍼센트가 들어 있다. 따라서 입맛을 떨어뜨리더라도 포도를 제대로 먹기 위해서는 씨앗과 껍질까지 통째로 먹는 것이 좋다.

씨를 도대체 무슨 맛으로 먹느냐는 사람도 있지만 먹어보면 맛이 그리 나쁘지 않다. 다만 우리의 선입견이 '이것은 먹을 수 있는 것, 저것은 먹을 수 없는 것'으로 갈라놓았기 때문에 우리가 이제껏 먹지 않았을 뿐이다.

씨 중에서 가장 작은 것이 겨자씨인데 워낙 작아서 먼지와 비슷하다.

그러나 그 작은 겨자씨에서 싹이 트고 자라나면 아주 큰 겨자나무가 된다. 씨앗이란 작아도 그처럼 신비한 생명력을 가지고 있는 것이다.

현미가 좋은 것도 씨앗의 영양과 옥타코사놀, 가바 같은 특별한 물질이 듬뿍 들어 있기 때문이다.

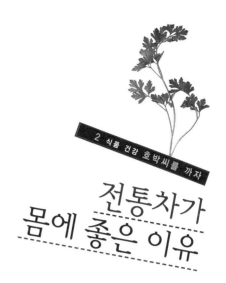

전통차가
몸에 좋은 이유

오늘도 유명 브랜드 커피점의 창가에 앉아 홀짝거리며 커피를 마시는 된장녀들은 뉴욕이나 도쿄보다 비싼 그 커피의 맛이 그다지 유별나지 않다는 것을 아는지 모르는지 브랜드를 즐기는 맛에 빠져 있는 것 같다.

우리나라 뿐만 아니라 중국도 요즘 전통차가 강한 도전을 받고 있다. 차 종류가 팔천 가지가 넘는 차의 나라 중국에 스타벅스가 상륙하자 2년 만에 38억 원의 흑자를 내는 기업으로 초고속 성장을 하고 있다고 한다. 중국 젊은이들도 역시 미국산 제품을 좋아하는 점은 우리와 다를 바 없다.

최고급 중국차는 100g에 2,300만 원이나 할 정도로 비싼 것도 있다. 그 정도면 금값이 아니라 다이아몬드 값이다. 하지만 우리나라에도 좋은 차들이 있다.

썰렁한 가을 날, 술상이 아닌 찻상에 앉아 향기로운 차를 마시며 이야기를 나눌 수 있다면 그들은 정말 수준 있는 사람이다. 차 맛을 아는 사람은 인생을 아는 사람이라고 하는 말은 과장이 아니다.

오후에 티타임이 있는 영국에 문학이 발달하고 정치가 발달한 것은 차의 영향을 말해준다. 영국 런던에서는 동물원의 침팬지도 오후가 되면 차를 마신다고 한다.

차보다는 자극성 강한 커피를 찾고 만나기만 하면 술을 찾는 우리 문화에 차가 정착한다는 것은 참 어려운 일로 보인다.

가을에는 반쯤 발효시킨 우롱차가 몸을 덥지도 차지도 않게 만들어서 좋다. 냉랭한 기운이 느껴지는 가을이 되면 벌써 감기기가 오는 이들이 있는데, 이런 사람들은 더욱이 몸을 차게 만드는 커피를 마실 게 아니라 몸을 따뜻하게 해주는 차를 마셔야 한다.

커피 한 잔 값으로 가을 내내 만들어 마실 수 있는 차들이 있다.

생강은 혈관을 확장시켜 혈액순환을 빠르게 하기 때문에 마시면 금방 몸이 훈훈해진다. 여기에 대추까지 넣어 끓이면 목이 칼칼해지는 감기가 올 때 그만이며 기침을 멈추게 하는 작용을 한다. 차가운 음식을 먹기만 하면 금방 배가 살살 아파져 오는 사람도 생강차를 마시면 좋다.

쑥 잎을 따다 말려두거나 냉동실에 넣어두면 일 년 내내 쑥차를 마실 수 있는데 비타민 A가 특히 많고, 비타민 C도 많아서 몸의 저항력을 기르고 감기를 예방하며 치료한다.

칡뿌리를 말린 칡차는 감기와 기침에 효과가 있다. 구기자 잎이나 열매를 끓인 구기자차는 폐에 윤기를 주기 때문에 마른기침을 하는 이들에게 특히 좋은 차다. 타임 잎을 우려낸 차는 호흡기를 살균해줘서 목감기 예방에 아주 좋다.

마른 잎이 구르는 가을만 되면 마음이 쓸쓸하고 우울해지는 계절성 우울증에 잘 걸리는 사람들은 레몬 밤차나 자스민차가 좋다.

늦은 밤이 돼도 잠이 잘 안 온다면 따뜻한 라벤더차나 로즈메리차를 한 잔 마시는 것도 방법이다.

차 한 잔에도 다이어트를 생각하는 이들은 지방 축적을 줄이도록 간 기능을 활성화해주거나 부종을 빼고 수분대사를 잘되게 하는 차들을 마시는 게 낫다. 햇배를 토막 내서 식초를 부어 냉장고에 2~3일 두었다가 뜨거운 물을 부어 우려내는 배차, 부종을 빼주는 호박씨 가루차, 율무차가 이런 작용을 한다.

드라마에서도 주인공들이 커피만 마시지 말고 몸에 좋은 차 마시는 모습들을 보여주면 좋겠는데, 작가들은 커피만 마시나보다.

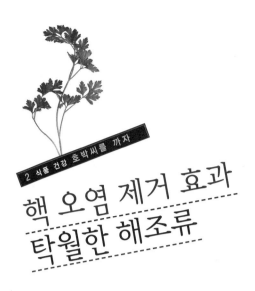

핵 오염 제거 효과
탁월한 해조류

우리의 행복한 삶을 방해하는 최대의 적은 암도 그 무엇도 아니고 바로 이북의 지도자 동무다. 그가 핵실험을 하고 천안함을 침몰시켰다고 하니까 온 국민들의 평안이 충격과 불안으로 변했다.

지도자 동무가 내일은 또 무얼 할지 아무도 알 수 없다는 것이 사람들을 더 불안하게 만든다. 그가 만든 핵폭탄이 미국이나 일본에 날아갈 리는 없고, 떨어질 곳은 이 땅뿐이니 우리는 밤낮 뒷머리가 땡기는 두려움에서 벗어나기가 어려울 것 같다.

이렇게 우리의 행복추구권을 깨버린 지도자 동무는 500만 원이 넘는 최고급 와인과 캐비아에 일본 요리사가 만든 스시와 이탈리아 요리사가 만든 피자를 먹으며 인생을 향유하고 있다고 한다. 풀뿌리를 뽑아 먹으며 굶어 죽어가는 그 땅 인민들의 실상과는 극과 극을 이루는 참으로 기이한 형국이다.

그러나 저러나 그가 이 땅에 핵폭탄을 집어던질 경우 일어날 수 있는 무시무시한 상황은 상상하기만 해도 끔찍하다.

러시아에서 체르노빌 원자력 발전소가 폭발했을 때 엄청난 인명 피해가 있었지만 정작 무서운 일이 생긴 것은 그 후부터다.

그 근처뿐만 아니라 멀리 사는 사람들까지도 암과 온갖 중병에 걸리기 시작했으며 멀리 떨어진 유럽의 일부 토양도 방사능 재에 오염되어 아직도 농사나 목축을 못하고 있다.

20년이 지난 지금도 사람들은 방사능 오염으로 인한 무서운 질병과 기형아 출산, 암 등으로 고통받고 있으며 사고 지역은 거주금지구역으로 죽은 땅이 됐다. 사고 후 현장수습을 하러 간 사람들마저 방사능 오염 때문에 노화가 10년 정도 빨리 진행되는 비극을 겪고 있다.

체르노빌 사고 후 그곳 사람들이 검은 종이를 입수해 먹었다고 하는데 그게 바로 우리가 즐겨 먹는 김이다. 김을 비롯한 해조류에는 요오드가 풍부하게 들어 있다. 핵 방사능에 오염될 때 체내에 가장 빨리 흡수돼 몇 백배 농축되는 것이 요오드 131인데 요오드가 많이 있으면 이 방사선 동위원소가 몸에 들어오기 어렵게 하는 효과를 낸다.

반대로 요오드가 몸 안에 충분히 없으면 방사능에 노출됐을 때 갑상선이 요오드를 엄청나게 흡수하게 되고 이것이 몸속에 축적되어 갑상선 암에 쉽게 걸리게 된다.

만일 북핵의 위험이 커진다면 평소보다 김, 다시마, 미역, 파래 같은 해조류를 가급적 많이 먹어두어야 할 일이다.

또한 요오드는 혈중 콜레스테롤을 낮추는 역할을 하므로 평소에 꾸준히 먹으면 혈압이나 동맥경화를 예방할 수 있어 일석이조의 효과를 얻게 된다.

약모밀이라는 어성초는 썩은 생선 냄새 같은 것이 나는 향기롭지 못한 풀이다. 그러나 이 풀이 방사능에 강해 핵 오염을 제거해 줄 미래의 자원 식물에 속한다. 뜰이 있는 집이라면 어성초를 심어보는 것도 괜찮을 것이다. 이 풀은 일반 항생제보다 4만 배 강한 항균력으로 살균 효과가 대단하고 부스럼이나 치질, 고혈압, 동맥경화에도 좋은데 역한 냄새는 튀겨 먹거나 차로 달여 마시면 없어지니 별 문제가 없다.

방사능에 강한 생물체는 바퀴벌레다. 히로시마에 원폭이 떨어졌을 때 모든 동식물이 죽었지만 오직 바퀴벌레만은 멀쩡하게 유전자 변형도 되지 않고 살아남았다. 바퀴벌레를 연구하면 인간의 살 길이 보일지 모른다.

어쨌거나 가장 걱정되는 건 우리나라 사람들의 핵 불감증, 전쟁 불감증이다. 미국은 우리 같은 위험이 없어도 가정용 방사능 탐지기, 핵 오염 치료제 같은 물건들이 잘 팔린다고 하는데 우리는 무감각하게 근거 없는 평화를 누리고 있다. 우리의 무감각을 일깨워준 사건이 천안함의 비극이다.

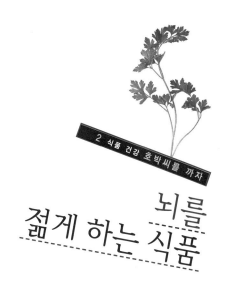

뇌를
젊게 하는 식품

늙어간다는 것은 여러 가지 징후로 나타나게 된다. 기력이 떨어지고, 행동이 둔해지고, 말이 어눌해지고 그러면서 무엇보다도 얼굴에 노화의 현상이 두드러진다. 그래서 늙었다고 깨달았을 때 우선적으로 신경을 쓰는 것이 얼굴이다.

조금이라도 젊게 보이고 싶고 젊음을 유지하기 위해 이것저것 바르고 문지르면서 안간힘을 쓴다. 심지어 주름살을 없애는 수술까지 마다하지 않는다.

그러나 얼굴보다 더 중요한 뇌에는 무관심한 것이 또한 우리들이다. 뇌의 퇴화를 막기 위한 노력은 상대적으로 적으며 대수롭지 않게 넘기는 경향마저 있기 때문이다.

여기서 중요한 사실 하나는, 뇌의 퇴화를 막기 위해서 신경을 쓰고 가꾸어주면 어느 정도 효과를 본다는 것이다.

뇌를 젊게 하는 성분으로는 단백질을 꼽을 수 있다. 단백질은 뇌내 호르몬을 만드는 원료가 되기 때문이다.

단백질에서 분해된 아미노산이 그 구성 물질이지만 한꺼번에 단백질을 많이 먹는다고 해서 아미노산이 많이 축적되는 것은 아니다. 그러니 며칠에 한 번씩 갈비를 왕창 먹기보다는 매일 두부를 한 모씩 꾸준히 먹는 것이 더 낫다. 끼니마다 된장을 먹는 것도 좋은 방법이다.

지방은 신경전달물질을 만드는 데 없어서는 안 되는 물질이므로 지방이 없으면 사람이 멍청해진다. 그래서 어떤 이는 나이 들어도 삼겹살을 자주 먹어야 한다고 말하지만, 그러다가는 동맥경화나 심장병에 걸리기 십상이다.

육류에서 나오는 지방보다 생선 기름이 더 낫고, 생선도 비싼 생선을 먹을 필요는 없다. 익히 알려진 대로 고등어에는 DHA와 EPA 등과 같은 오메가3지방산이란 기름이 많이 들어 있는데 이는 뇌를 활성화시키고 심장병 예방에도 도움을 준다.

호두나 들깨 등에 들어 있는 기름 역시 뇌를 젊게 한다. 땅콩이나 호두, 잣 등을 간식으로 먹거나 참기름을 한 숟가락씩 먹어도 좋다.

참깨의 영양성분 중에는 뇌를 비롯한 전신세포의 주재료인 지질이 45~55퍼센트 정도 함유되어 있다. 뇌신경세포의 주성분인 아미노산이 균형 있게 들어 있어 최고의 영양식품으로 꼽힌다.

'동의보감'에는 참깨를 오래 먹으면 몸이 가뿐해지고 오장이 윤택해지면서 머리가 좋아진다고 나와 있다.

또한, 닭고기에는 뇌세포를 만드는 단백질이 쇠고기보다 훨씬 많이 들어 있어 어린이의 건뇌보양제로 좋다. 육질이 연해 아이들이 먹기에 용이한데 어린 아이에게는 영계가 좋다.

요오드가 부족하면 두뇌 발달에 좋지 않은 영향을 끼치는데 미역에는 요오드가 다량으로 함유되어 있다. 갑상선 호르몬은 두뇌발달에 깊숙이 관여하는데 요오드는 갑상선 호르몬의 재료가 되기 때문에 중요하다. 또 미역에는 칼륨이 많이 들어 있어 머리를 맑게 해주고 피로회복에도 효과적이다. 그리고 김, 미역, 다시마 등의 해조류에는 건뇌성분인 칼슘과 비타민 A와 B군도 많이 함유되어 있다.

신경전달물질인 아세틸콜린이 움직이는 데는 칼슘도 필요하다. 단백질이나 지방을 충분히 섭취해도 칼슘이 부족하면 뇌가 잘 돌아가지 않는다. 그러니 멸치나 다시마, 발효유 같은 것들을 충분히 섭취해야 한다.

우유도 좋지만 마그네슘을 일정 비율로 먹지 않으면 칼슘이 제대로 흡수되지 않는다는 사실을 다시 한 번 기억하자. 우유 한 병을 먹으면 칼슘 섭취가 끝났다고 생각하는 건 잘못이다.

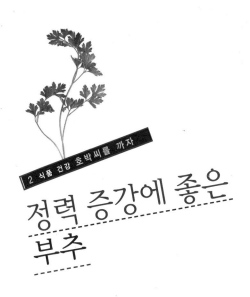

정력 증강에 좋은
부추

사람이 살아가는 데 있어 먹을거리는 참 중요하다. 그래서 '음식이 곧 약'이라는 말도 있는데 더 중요한 것은 '뭘 먹느냐'이다.

부추는 일상생활에서도 흔히 즐겨 먹는 건강식이다. 그러나 그 효능에 대해 제대로 알고 먹는 사람은 드문 것 같다.

일 년 내내 출하되지만 특히 여름철 부추가 가장 맛있고 건강에 좋다. 예로부터 간 기능을 강화시켜 정력을 증강시키는 스태미나 식품으로 알려져 있으며 인삼, 녹용과도 바꾸지 않는다고 할 만큼 강장효과가 뛰어나다.

부추는 대표적인 열성 식품으로 간과 신장에 좋아 '간의 채소'로도 불린다. 혈액순환을 돕고 신진 대사를 활발하게 해 몸이 찬 사람에게 이롭고 정력 증강에도 더 없이 좋다.

부추의 정력 증강 효과는 오래전부터 정평이 나 있다. '부추 씻은 첫

물은 아들도 안 주고 신랑만 준다'는 옛말이 있을 정도이고, 양기를 일으켜 세우는 풀이라는 뜻의 '기양초'라고도 불려 스님 같이 수도하는 사람들은 멀리 했다.

정력 증강 효과의 비결은 부추에 매운맛 성분인 황화알릴이 들어 있어서이다. 황화알릴은 비타민 B1과 결합해 알리티아민이 된다. 알리티아민은 피로 회복제로 처방되는 마늘 주사의 성분이다.

알리티아민이 피로를 풀어주고 활력을 높이면 정력은 자연스레 증강된다. 또 알릴 성분은 소화를 돕고 장을 튼튼하게 한다.

부추의 강정 성분은 공기 중에 잘 날아가고 물에 녹기 때문에 다듬고 씻는 시간을 가급적 짧게 해야 정력 증강 효과를 극대화할 수 있다. 또한 몸을 따뜻하게 하여 감기에 잘 안 걸리게 하고 설사나 복통에도 효과가 있으며, 평상시에 계속해서 먹으면 중풍 예방에도 도움을 준다.

부추에는 휘발성의 정장작용과 철분이 많아 혈액을 정상화하고 세포에 활력을 주는 힘이 있다. 영양가도 높고 카로틴, 비타민 B1, B2, C 등도 풍부하며, 냄새 성분은 황화알릴로 B1의 흡수를 좋게 하고 함수탄소의 이용률도 높게 한다. 그 외에도 독을 해소시켜주고 출혈을 멈추게 하며 장을 깨끗이 해주는 효능이 있으며, 옛날에는 채찍에 맞아 피멍이 든 죄인들에게 생부추를 먹였다고 한다. 피멍 치료에 부추가 좋다는 것은 이미 학설에 의해서도 입증되고 있다.

부추즙은 구토나 토혈, 비혈, 요혈, 천식, 소갈, 도한, 식중독 등에도 좋다. 코피가 자꾸 나올 때에는 부추즙을 뜨겁게 해서 마시면 효과적이다.

한방에서는 부추 씨를 비뇨의 약재료로 쓰고 있는데 유정, 몽정, 조루증, 허로 정약 등의 증세가 있는 사람은 부추씨를 살짝 볶아서 아침, 점심, 저녁으로 세 번씩 식전에 따뜻한 술과 함께 복용하면 효과적이다.

부추의 함유된 다양한 효능처럼 지방에 따라 부르는 이름도 여러 가지이다.

전라도 지방에서는 '솔'이라고 부르고, 충청도 지방에서는 '졸', 경상도 지방에서는 '정구지' 혹은 '소풀이', 서울에서는 '부추'라고 부른다.

부추는 우리나라 전통 발효식품인 된장과 찰떡궁합을 이루는데, 음식에 체해서 설사를 할 경우에는 부추를 된장국에 넣어 끓여 먹으면 효과가 있다. 된장국에 부추를 넣으면 된장의 짠맛을 감소시키고, 된장에 부족한 비타민 A와 C가 부추로 인해 보완됨으로써 영양학적으로도 이상적인 음식궁합을 이루게 된다.

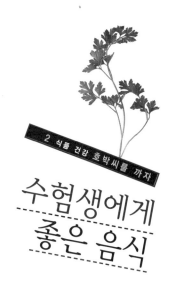

수험생에게
좋은 음식

해마다 수능철만 되면 수험생이 있는 집안은 극도의 긴장에 휩싸인다. 아이들이나 부모들이나 불안하고 긴장되는 건 마찬가지. 마치 심판 날이 다가오는 기분일 것이다. 그래서 그때쯤이면 절이든 교회든 기도하는 학부모들로 넘쳐난다.

특히 엄마가 잠을 제대로 못자며 새벽 기도를 하고 무릎이 아프도록 절을 하는 등 몸을 괴롭게 해야 만이 합격의 복을 주실 것 같은 생각을 하는 이들이 많다.

이토록 입시에 생명을 걸다시피 하는 나라는 아마 우리나라뿐이지 않을까 싶다. 그래서 주위 사람들도 입시생에게 수능이 다가오면 초콜릿이나 찹쌀떡 같은 선물을 하면서 응원을 하게 된다.

그런데 초콜릿이 여러 개 들어왔다고 해서 초콜릿을 한꺼번에 너무 많이 먹으면 안 된다. 설탕이 잔뜩 들어가 있어서 정신이 산만해질 수 있기 때문이다.

사실 초콜릿은 마그네슘, 칼륨 같은 미네랄과 비타민, 단백질이 풍부한 영양식이다. 게다가 원료인 카카오에는 마음을 안정시켜주는 성분까지 있어서 몇 개씩만 먹으면 수험생 간식으로는 괜찮지만 문제는 속에 든 설탕이니 너무 많이 먹지는 말라는 것이다.

간식으로는 뇌에 영양을 공급하는 호두나 잣 같은 견과류가 좋고, 출출해 할 때는 도토리묵 무침 같은 위에 부담이 없고 칼로리가 낮은 음식이 제격이다.

밤늦게까지 공부하는 아이들이 잠을 쫓느라고 커피를 마시는데 저녁에는 커피를 마시지 않는 게 좋다. 대신 몸에 좋은 차를 마시게 하자. 뇌파를 자극하는 성분이 있어서 졸음을 쫓고 기억력의 감퇴를 막아주는 오미자차나 눈의 피로를 풀어주는 결명자차, 졸음을 방지하고 목과 어깨의 긴장을 풀어주는 칡차가 있다.

원기를 보강해주고 피로를 풀어주며 식욕을 살리는 데는 홍삼차만 한 것이 없고 계피차나 원추리차는 마음을 안정시킨다.

뇌에 포도당이 공급돼야 머리가 제대로 작동하기 때문에 아침밥은 꼭 챙겨 먹여야 한다. 밥맛이 없으면 마죽처럼 소화가 잘 되고 영양이 많은 죽 종류라도 먹어야 한다. 아이에게 끼니마다 고기를 먹여야 좋은 줄 아는데 오히려 생선이나 채소를 많이 먹이는 것이 수험생에겐 더 나은 식생활이다.

잠도 평소에 자던 시간에 자고 먹는 것도 평소에 늘 먹던 것을 먹어야 부작용이 없다. 수능 당일에 괜히 먹어보지도 않은 우황청심환을 먹고 가서 그냥 엎드려 자는 바람에 재수를 해야 했던 여학생도 있다. 몸에 좋은 것이라고 이것저것 권하면 안 된다.

시험과는 관계없는 사람들도 가끔씩 꾸는 꿈이 시험 악몽이다. 시험지를 폈는데 아는 문제가 하나도 없다거나, 시험 치는 교실을 찾으려는데 아무리 돌아다녀도 찾지 못한다거나, 내일이 시험이라는 것을 나만 몰랐다는 등등의 악몽을 대부분 꾼 경험이 있는 걸 보면 시험은 어쨌거나 최대의 악몽임에는 틀림이 없다.

이 악몽을 이겨내려면 입시에 목숨 거는 가치관부터 바뀌어야 한다며 어떤 분이 외쳤다.

"떨어지면 감사하고 걸리면 회개하자!"

이상하게 들릴지 몰라도 떨어져도 감사할 줄 아는 인생은 틀림없이 성공하는 인생이다.

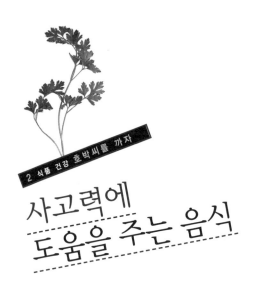

사고력에
도움을 주는 음식

세계에서 가장 머리가 좋다는 남자 에란 카츠가 우리나라에 온 적이 있는데, 그는 특히 기억력 부문에서 기네스 기록을 보유할 정도로 뛰어난 기억력의 소유자다. 얼마나 기억력이 뛰어났으면 기네스 기록에 올랐을까? 가히 자녀를 둔 많은 부모들이 부러워할 일이고, 우리 아이도 카츠처럼 머리가 좋아졌으면 싶을 것이다. 그는 유대인인데 조상 때부터 내려오는 두뇌 계발법을 연구했다고 한다. 유대인의 두뇌 계발법의 특징은 상상력과 불편함이다.

상상력은 획일화되지 않은 교육환경에서 마음껏 상상을 할 때 두뇌가 창조적으로 발달한다는 것이고, 불편함은 덜 편안한 여건에서 공부하라는 것이다. 가령 몸을 흔든다든가 걷는다든가 하는 식으로 편안하지 못하게 하면 뇌는 더 자극을 받아 활동한다는 것이다.

그의 말대로 몸을 움직이는 운동을 하면 뇌세포에 산소와 영양을 담은 혈액이 더 잘 공급되고 늙은 신경세포 간에 연결된 망을 만들어낸다. 또

한 뇌에서 향신경성 물질이 만들어져 지적 능력을 향상시킨다. 이 때문에 운동을 하다 그만두면 신경세포가 잘 작동하지 않게 된다. 그러니 아침저녁으로 자녀를 학교까지 차에 태워다주는 일은 그나마 꾸준히 하던 걷는 운동을 전혀 못하게 하는 일이어서 뇌 활동을 오히려 방해하는 일이 된다.

요즘 머리가 좋아지는 약이라고 많이 먹는다는데 사실 머리 좋아지는 약은 없다. 다만 집중력을 도와준다든지 머리를 맑게 해준다든지 하는 먹을거리가 있을 뿐이다.

스트레스를 많이 받는 사람은 집중력이 떨어진다. 우울증에 걸린 사람들이 공부가 전혀 안 되는 것도 그 때문이다. 스트레스 감소를 도와주는 것들은 돌미나리와 두충, 원추리, 대추, 연씨, 계피 등인데 반찬이나 차로 만들어 자주 먹으면 좋다. 미네랄 중에서도 칼슘이 부족하면 산만해지고 안정이 안 되기 때문에 칼슘이 풍부한 우유나 해조류, 견과류 같은 식품을 늘 먹는 것이 좋다.

뇌에 필요한 영양소인 단백질과 지질, 탄수화물을 골고루 잘 섭취하는 것이 가장 좋은 식생활인데 특히 아침에는 꼭 탄수화물을 먹어서 뇌 활동에 필수인 포도당을 공급해야 오전에 머리가 돌아간다. 밥맛이 없으면 과일주스라도 마셔서 포도당을 먹어야 한다.

지방은 뇌세포의 주재료이기 때문에 적당히 먹어야 하는데 생선이나 참깨, 호두, 땅콩 같은 불포화지방산이 많은 식품으로 먹는 게 좋다. 뇌세포를 만드는 벽돌인 단백질은 닭고기에 가장 많은데 곡류인 수수에도 많이 들어 있다.

머리를 맑게 하는 칼륨은 미역 같은 해조류나 사과, 바나나 등에 많고 기억력과 사고력을 향상시키는 비타민 B1과 B2 등은 감자에 많아서 감자 반찬은 자주 해 먹는 게 좋다.

　두뇌발달에는 갑상선 호르몬이 관계해서 요오드가 많은 해조류를 먹어야 하는데 일본에서도 이런 해조류를 특히 많이 먹는 지역에서 공부로 성공한 이들이 많이 나왔다는 얘기가 있다. 그러나 공부 말고는 달리 길이 없는 사람에게는 나쁜 환경만큼 강력한 공부 약은 없다.

　어릴 때 고아원에서 자라나 들개처럼 혼자 힘으로 살아오다가 20대에 실명을 한 청년이 있다.

　그는 온갖 일을 전전하다 다시 공부를 하기로 결심하고 S대 법대에 입학해 현재 고시를 준비 중이다. 가족도 없고 직업도 제대로 없는 환경에서 오직 살길은 공부뿐인 배수진이 그를 책상에서 버티게 한 힘이 되었다고 한다.

　머리는 좋은데 공부를 안 하는 자녀가 있다면 그에게는 동기가 없다는 것을 알아야 한다.

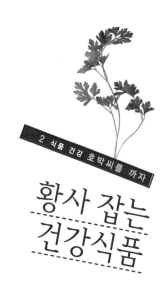

황사 잡는
건강식품

봄철의 황사는 재앙의 수준이다. 도심을 자욱하게 뒤덮은 뿌연 먼지를 보면서 사람들은 두려움을 느낀다. 온갖 중금속과 해로운 물질이 들어 있어서 숨을 쉬고 싶지 않게 만드는 황사는 나쁜 안개로 수많은 런던 사람들을 호흡기병으로 죽거나 병들게 만들었던 런던 포그와 비슷하다.

원래 황사는 중국에서 불어와 우리나라에 황토층을 만들어준 제법 유익한 먼지바람이었는데 이제는 성분이 달라지면서 악풍이 된 것이다.

황사 속의 유해 먼지는 공기 중에서 화학반응을 일으켜 질소산화물이나 황산화물 같은 유해물질을 만들어내 건강을 위협한다. 게다가 기관지에서 걸러지지도 않는 미세먼지는 코로 들어가 천식 등을 일으키고 눈에서 결막염이나 안구건조증 등을 유발하는 골칫거리다.

먼지 속의 중금속은 또 심장질환과 뇌질환을 일으키기도 하고, 아이들의 뇌세포에도 나쁜 영향을 주며 아토피 같은 만성피부 질환도 악화시킨다.

일단 들이마신 먼지를 빨리 내보내려면 무조건 물을 많이 마셔야 한다. 물이나 차를 계속 마시면 호흡기의 점막이 보호되고 들러붙은 먼지를 내보내기가 쉽다.

차 종류는 중금속을 흡착해서 배출시키는 효과가 있는 구기자차나 옥수수차, 모과차, 오미지차, 보리차 등을 마시면 더 좋다. 특히 녹차는 떫은 탄닌 성분이 다이옥신 같은 독 물질을 흡수해서 내보내고 단백질 반응으로 세균과 뭉치고 굳어져 살균 효과를 내기 때문에 황사철에는 더 많이 마셔야 한다. 황사로 알레르기성 피부염이 심해진다면 그늘에서 잘 말린 국화차를 마셔볼 일이다.

호흡기가 약한 이들은 황사에 더 민감한데, 도라지는 먼지에 과민 반응하는 기관지를 보호해주고 호흡기의 열을 조절해준다. 특히 먼지 때문에 마른기침이 날 때 진한 도라지 차나 도라지 엑기스 같은 것을 먹으면 기침이 빨리 가라앉는다.

황사 속에서 다니다 온 가족들이 저녁에 먹으면 좋은 반찬은 미역국에 생굴이다. 미역과 굴에는 알긴산이 많이 들어 있는데 알긴산은 농약이나 중금속, 환경호르몬, 발암물질 같은 것들에 붙어서 몸 밖으로 내보내는 역할을 한다.

밥으로는 현미밥이나 보리밥처럼 섬유질이 많은 밥이 장속에서 중금속을 싸안고 밖으로 나가주는 일을 하니 황사시즌에는 잡곡밥을 많이 먹을 일이다.

돼지고기는 먼지를 많이 마시는 사람들의 단골 메뉴다. 고기 속의 불포화지방이 중금속에 들러붙어서 함께 밖으로 나가기 때문이다. 여기에 마늘과 양파를 듬뿍 곁들이면 유황성분이 수은 등의 중금속과 결합해 배출되니 더 효과적이다.

봄에 많이 나는 쑥은 폴리페놀 성분이 많아 중금속의 독을 완화시키니 쑥떡이든 쑥전이든 쑥국이든 봄에는 자주 쑥을 먹으면 최고의 해독 건강식이 된다.

버섯은 면역력을 높여주는 식품인데 특히 영지버섯은 항 알레르기 효과가 있어서 황사가 일으키는 알레르기를 가라앉히는 데 도움을 준다.

미국 텍사스는 먼지가 많고 건조한 날씨라 세차를 잘 안하면 차 유리창이 뿌옇게 먼지가 앉는데 이걸 캔버스로 삼아 그림을 그리게 된 사람이 있다. 47세의 스캇 웨이드라는 이 남자는 처음에는 자기 차 뒷 유리창에 그림을 그리기 시작해서 지금은 동네 자동차 유리창을 죄다 캔버스 삼아 그림을 그리는데 오묘한 아름다움이 있는 것이 먼지 그림이라나. 우리도 황사 철에 뿌연 유리창을 예술로 만드는 화가가 나와 황사로 인한 짜증을 덜어주지는 않을지 기대해본다.

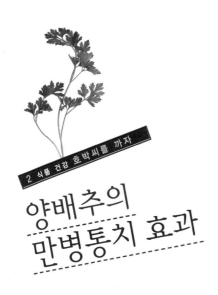

양배추의 만병통치 효과

가정의 식탁에서 사계절 빠지지 않는 식품으로는 양배추만 한 것도 없다. 아이들은 아삭아삭한 맛에 생으로 먹고 치아가 안 좋은 노인들은 삶은 양배추를 즐긴다. 어떻게 먹어도 맛이 훌륭하고 그리 비싸지도 않으니 양배추는 건강식으로 손색이 없는 식품임에 틀림없다.

양배추는 서양에서 요구르트, 올리브와 함께 3대 장수식품으로 꼽힌다. 미네랄과 비타민, 발육에 필요한 필수 아미노산인 라이신 등이 골고루 함유돼 있어 영양 가치가 매우 높다.

맛과 영양이 뛰어난 양배추는 이미 기원전부터 재배됐고, 로마인들이 숙취 예방을 위해 양배추를 데쳐 먹는 등 만병통치약으로 이용했을 정도로 인기가 높았다. 또한 유럽에서는 양배추가 가난한 사람들의 의사라는 말이 있었듯이 양배추는 우리 몸에 필요한 영양분을 많이 가지고 있다.

양배추는 특히 변비와 대장암 예방에 효과가 있는 식이섬유가 풍부하게 함유되어 있고, 지혈 작용과 뼈를 건강하게 하며 골다공증 예방에 좋은 비타민 K가 많이 들어 있다. 더구나 양배추의 비타민 K는 아기의 두개골 뇌출혈을 막는 작용을 하므로 임신수유부가 충분히 섭취하면 좋은데 아스파라긴산과 글루타민산, 칼슘과 인 성분도 많이 들어 있다.

또한 양배추에 들어 있는 비타민 U는 상처 난 위·십이지장의 점막을 치유하는 효과가 있다.

위에는 차가운 음식과 뜨거운 음식, 알코올, 카페인 등 다양한 음식물이 유입되는데 이로 인해 위궤양이나 위염 등의 염증이 생길 수 있다. 평상시에 양배추를 꾸준히 먹으면 위 점막을 보호해 위염과 위궤양은 물론 위암까지 예방할 수 있는 것으로 알려져 있다.

1주일에 3회 이상 양배추를 먹은 여성의 경우 유방암 발생률이 다른 여성들에 비해 현저히 낮다고 한다. 양배추에 들어 있는 영양 성분이 이상세포 증식을 억제하고 항암 작용을 한다는 것이다. 실제로 매주 3번 이상 양배추를 먹는 것이 토마토를 섭취하는 것보다 암 예방 차원에서 더 효과적이라고 한다.

양배추의 항암 효과를 극대화하려면 익혀 먹는 것보다는 날것으로 먹는 것이 좋은데 이는 양배추를 삶을 경우 무기질과 단백질, 탄수화물 등의 소실이 많아지기 때문이다.

양배추는 다이어트 식품으로도 손색이 없는 것으로 소개되고 있다. 100g에 40칼로리의 저칼로리 식품인 양배추는 생김새처럼 포만감을 느끼게 해주므로 다이어트의 중요한 포인트인 칼로리와 포만감을 동시에 충족시킨다는 점에서 다이어트에 유용한 식품이다.

양배추는 살짝 찌거나 데쳐 밥을 싸먹는 재료로도 활용되며, 또 오징어나 낙지로 볶음을 만들어 먹어도 괜찮고 닭갈비에도 빠지지 않는 재료다. 과음한 다음날 양배추를 넣고 끓인 러시아식 수프를 먹으면 시원하게 속이 풀린다.

양배추를 고를 때는 묵직한 느낌이 나고 잎맥이 가는 것을 선택하는 게 좋다. 겉잎이 떨어진 것은 오래된 것일 수 있다. 또 흰색 잎보다는 겉부분의 녹색 잎과 딱딱한 심 부분에 영양가가 더 많으므로 버리지 말고 이용하는 것이 좋다.

양배추는 반으로 잘라놓은 것보다는 통으로 사서 조리하고, 남은 재료는 자른 면이 공기와 접촉하지 않도록 랩으로 싸서 냉장 보관하도록 한다.

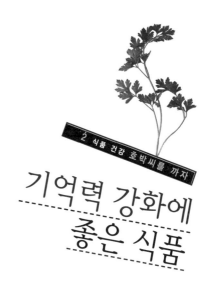

기억력 강화에
좋은 식품

아이들의 기억력이 떨어진다며 걱정하는 부모가 적지 않다. 또 정작 자신들도 기억력이 예전 같지 않다며 한숨을 쉰다. 세월 앞에는 장사 없다더니 건강과 함께 기억력마저 손실되어 가는 것이다.

아쉽게도 아직까지 기억력을 강화시키는 약은 없다. 기억력 강화에 도움을 준다는 성분을 농축시킨 건강기능식품 등만 있을 뿐이다. 기억력 증진에 좋은 식품들이다.

▶▶콩 : 콩에 많은 포스파티딜세린(PS)은 뇌세포의 막을 강화시켜주어 세포가 파괴되는 것을 막아준다. 실제로 미국 신경학자들이 평균 60.5세의 치매환자 50명에게 매일 300mg의 PS를 2년간 투여한 결과 평균적으로 기억력은 13.9년, 학습 능력은 11.6년, 전날 본 사람의 인지능력은 7.4년, 10자리 숫자 암기 능력은 3.9년 젊어졌다. 미국에

서는 이미 10년 전부터 PS가 치매 치료제 성분으로 쓰이고 있다.

▶▶**호두** : 뇌신경세포의 60퍼센트는 불포화지방산으로 이루어져 있는데, 불포화지방산은 호두에 특히 많다. 호주 식품영양학회 학술지에 발표된 논문에 따르면 호두를 하루 다섯 알씩 10년간 섭취한 그룹은 그렇지 않은 그룹에 비해 뇌세포 활동력 저하 정도가 25퍼센트 낮았다. 호두의 불포화지방산은 뇌신경세포 파괴를 막는 동시에 뇌신경세포가 더 많은 가지를 내도록 도와준다. 또한 호두에 풍부한 비타민 E 역시 뇌신경 세포간 물질전달을 원활히 해주어 건망증 개선에도 도움이 된다.

▶▶**사과** : 미국 코넬대학교 식품화학팀이 농업식품화학저널에 발표한 논문에 따르면 다른 과일이나 채소보다 사과가 뇌세포 파괴 방지에 탁월한 효과가 있었다. 사과 속 케르세틴이라는 항산화 물질이 뇌세포를 파괴시키는 가장 큰 원인 중 하나인 코르티졸을 크게 줄여준다는 것이다. 이 성분은 사과의 과육보다 껍질에, 연두색 사과보다 붉은 사과에 더 많다.

▶▶**클로렐라** : 일본 도호쿠대 연구팀이 평균 75.5세의 치매환자 24명과 건강한 73세 노인 24명에게 클로렐라를 복용하게 하고 1년 후 뇌기능 검사를 했더니 두 집단 모두 1년 전보다 인지·기억력 점수가 약 20퍼센트 증가됐다. 이는 클로렐라의 루테인 성분 때문으로 루테인은 뇌기능을 떨어뜨리는 뇌혈류 속 과산화인지질을 감소시킨다. 과산화인지질이 감소되면 뇌 혈액 속으로 영양분과 산소가 원활히 공

급돼 뇌세포 파괴가 억제되는 것이다.

▶▶**은행잎** : 은행잎 추출물 제제를 복용하는 것도 기억력을 좋게 하는 데 도움이 된다. 은행잎 성분은 뇌의 혈액순환을 도와주기 때문에 뇌 순환장애와 밀접하게 관련 있는 기억력 장애 또는 치매 환자의 치료에 사용한다. 하지만 시중에 판매되는 은행잎 추출물 제제는 대체로 용량이 높지 않아 이미 인지장애가 있는 사람을 정상으로 되돌리기보다는 앞으로 발생할 인지기능 문제를 예방하는 효과가 더 크다.

▶▶**연어** : 연어에는 뇌기능 저하를 막는 오메가3지방산이 등 푸른 생선 보다 많다. 이 오메가3지방산은 뇌신경세포의 막을 유지·강화하고, 신경전달 물질이 오가는 신경세포 돌기 사이의 전해질 성분을 강화해준다. 또 뇌혈류를 증가시켜 뇌세포에 영양분과 산소가 더 잘 전달되도록 도와준다.

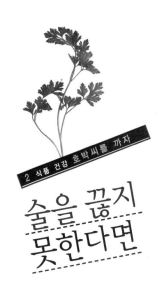

술을 끊지 못한다면

 1년 중에 술을 제일 많이 마시는 때가 12월인 것 같다. 망년회·송년회 등으로 크고 작은 모임이 끊이질 않으니 말이다. 좀 과장된 표현이긴 하나 거의 술에 절어서 보내는 12월에는 술 때문에 몸과 얼굴이 1년은 더 늙는 이들이 많다.

 술 마신 다음날 머리가 깨질 것 같고 속이 뒤집어지는 고통을 겪으면서도 또 다시 저녁에는 술자리에 가는 중독성 일과를 반복하다 보면 위도, 간도, 피부도 엉망이 된다.

 술의 해독을 알기에 절주하고 단주를 결심하지만 쉽게 끊어지지 않는 것이 술이다. 그러니 "나는 언제라도 술을 끊을 수 있어"라고 큰소리치는 사람들은 절대 술을 못 끊는다. "나는 아무래도 내 힘으로는 술을 못 끊겠어"라고 하는 사람만이 술을 끊을 수 있는 희망이 있다.

 술은 알코올 분해 효소가 적은 사람에게는 독이다. 특히 여성은 남성보다 술로 인해 받는 피해가 더 크다.

여성은 남성에 비해 알코올 분해 효소가 25퍼센트 정도 밖에 안 된다. 그래서 술에 빨리 취하고 심하면 알코올 중독자가 될 가능성도 많다. 또 여성호르몬이 알코올 분해를 방해하는데 이를 무시하고 많이 마셔대면 결국 간만 상하게 된다.

간이 약해지면 자율신경에 이상이 생겨 피부가 얇아지고, 진피의 탄력이 떨어져 피부가 거칠고 처져서 늙어 보인다. 게다가 술을 마시면 비타민과 미네랄도 부족하게 되어 피부뿐만 아니라 모발도 푸석거리게 되니 술은 미용의 적이라고 해도 과언이 아니다.

술은 또한 여성 호르몬을 교란시켜 생리불순이 되기 쉽다. 더구나 생리를 앞둔 때는 여성 호르몬이 많아지기 때문에 이때는 술을 마시지 않는 게 좋다.

요즘 소주 몇 병도 거뜬히 마시는 여성들을 보면서 그녀들이 임신하게 되면 술을 열 달이나 참을 수 있을까 걱정되는 것이 사실이다.

남성들도 술 때문에 몸이 상하지 않으려면 절제를 해야 하는데 분위기에 휩쓸리면 그게 쉽지 않다. 그래서 술을 마실 때는 삼겹살 같은 기름진 안주보다는 단백질과 비타민이 많이 든 보쌈이나 닭고기샐러드, 회 무침, 모듬과일, 골뱅이 무침, 도토리묵 무침 같은 안주들이 좋다.

생오이는 특히 구토증을 가라앉히고 이뇨 효과로 알코올을 빨리 배설하며 무기질과 비타민을 공급하기 때문에 술안주로는 좋은 채소다.

술 마신 다음날 아침 흔히 꿀물을 마시는데 그냥 꿀물보다는 하룻밤 우려낸 오미자 물에 꿀을 풀고 과일을 얇게 저며 띄워 마시면 최고의 효과를 낸다. 오미자는 간 기능을 보호하고 꿀과 과일에 있는 비타민이 여기에 더해지기 때문이다.

해장국이나 북어국을 끓일 때 콩나물을 넣어 먹는 것도 좋지만 조갯국에 된장을 풀고 여기다 부추까지 첨가하면 더할 나위가 없는 해장국이 된다. 해독에 좋은 된장이지만 여기에 부족한 비타민을 부추가 보충해주고 조개의 아미노산이 간을 돕기 때문이다.

생주스를 만들 때 몇 가지 과일에 미나리를 넣어 함께 갈아 마시면 숙취로 인한 갈증을 풀고 띵하게 무거운 머리를 맑게 하는데 도움이 된다.

하지만 아무리 해독을 한다 해도 술을 많이 마셔서 장수하는 사람은 절대 없다.

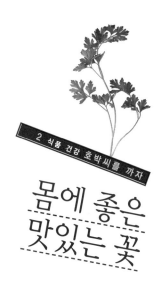

몸에 좋은 맛있는 꽃

매화가 피고 나면 진달래, 개나리, 목련꽃이 피고 목련이 진 다음엔 벚꽃이 피고 다음에는 라일락이 피고 좀 있으면 장미가 피는 봄철은 그래서 온통 꽃으로 뒤덮이는 화려한 계절이다.

꽃은 보기만 해도 좋고 향기만 맡아도 좋은데 요즘은 먹기까지 한다. 꽃 비빔밥, 꽃 샐러드, 꽃 케이크 등 참살이 음식으로 떠오르는 것이 꽃 요리다.

그런데 사람만 꽃을 먹는 것이 아니라 동물들도 먹는다. 겨울잠에서 깨어 나온 동물들은 오랜 동면 때문에 배설기능이 굳어져 있는데 이때 원추리꽃을 먹고 이뇨작용을 촉진시켜 몸을 회복한다고 한다. 노란 원추리꽃은 빛깔이 예뻐서 초밥 등의 요리에 얹어 놓으면 색다른 맛을 준다.

꽃에는 아미노산과 비타민, 효소, 미량원소 등이 들어 있어서 신진대사를 촉진하고 노화를 지연시키는 효과가 있다.

꽃 속에 있는 꽃가루에 특히 이런 성분이 많은데 꽃가루 알레르기가 있는 사람은 물론 꽃을 먹는 호사를 누릴 수 없다. 단 목련꽃은 봉오리 때 말려 차로 마시면 꽃가루 알레르기에 오히려 좋다. 비염이나 축농증에도 좋은 꽃이 목련이다.

예로부터 화전으로 부쳐 먹었던 진달래는 혈액순환을 좋게 하고 혈압을 내리게 하는 효과가 있는 꽃이다.

분홍색의 복숭아꽃은 부종을 제거하고 기미를 엷게 하며 중풍도 예방하는, 건강과 미용에 두루 좋은 꽃이다.

꽃의 여왕 장미는 신장을 강하게 해주고 신경을 안정시키며, 장미꽃의 배경으로 잘 등장하는 자잘한 안개꽃은 불면증을 이기도록 도와주는 꽃이다. 팬지꽃은 염증을 가라앉히고 동백꽃 봉오리는 강심, 항암작용이 있다.

울밑에 선 봉선화는 손톱만 물들이는 꽃이 아니라 해독작용을 하고 무좀 걸린 발에 짓찧어 바르면 잘 낫는 효능도 있다.

피로한 눈이나 눈의 염증에는 제비꽃이나 복분자 꽃이 좋고, 국화는 두통이나 혈압에 먹으면 좋은 꽃이다.

몸이 나른할 때는 베고니아꽃 요리가 좋으며, 감기기가 있으면 따끈한 물에 카모마일꽃을 넣어 자주 마시면 쉽게 회복된다.

허브농장에서 시작된 꽃 요리는 이제 호텔의 일품요리에도 자주 등장하는 메뉴가 되었다. 다알리아 꽃잎은 초무침이나 튀김으로 많이 쓰고 튤립은 샐러드에, 금잔화는 젤리나 과자 등에, 민들레는 아이스크림이나 튀김에 어울린다. 양란은 아삭아삭한 맛이 있어서 샐러드에 제격이고 벚꽃은 꽃 죽의 좋은 재료다.

먹지 않고 방에만 두어도 좋은 작용을 하는 꽃도 많은데 호접란은 밤에도 산소를 많이 내뿜어서 침실에 두면 아침에 개운한 몸으로 일어날 수 있고, 아이들 방에는 기억력 향상에 도움이 되는 팔손이나 파키라 화분을 두면 좋다. 또 신경을 안정시키려면 라벤더 꽃 화분을 방에 두고 비염이나 알레르기가 있으면 로즈메리 화분이 좋다.

우리나라에서는 예로부터 진달래와 국화, 장미를 화전으로 지져 먹고 원추리꽃은 볶음으로, 동백꽃은 설탕 절임이나 튀김 등으로 먹어온 역사가 있어서 꽃 요리가 서양에서 온 생소한 문화라고는 할 수 없다.

아카시아 꽃내음이 진동할 때는 이 향기로운 꽃을 따서 하얗게 튀겨먹는 호사를 누려보자.

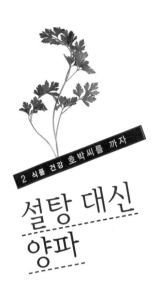

설탕 대신
양파

영화 '극락도 살인사건'에서는 섬사람들이 차례로 누군가에 의해 죽는 끔찍한 일이 벌어지는데, 그 범인은 알고 보니 설탕이었다. 물론 그냥 설탕이 아니라 설탕 속에 실험중인 신약을 몰래 섞어놓은 무서운 식품이었다.

섬 주민들은 공짜로 받은 달콤한 설탕을 거의 모든 음식에 듬뿍 넣어 먹으면서 무서운 환각 증세를 보이게 된다. 그러면서 성격도 이상하게 바뀌고 살인사건이 생기기 시작하는 것이다.

임상실험의 도구로 설탕을 이용했다는 것은 많은 사람들이 그만큼 단맛을 좋아하기 때문일 것이다.

단맛을 좋아하는 것은 인류의 생존본능이라 할 수 있다. 늘 먹을 것에 대한 부족으로 시달려온 인류역사에서 단맛은 포도당이라는 가장 기본적인 에너지 물질을 내는 것이기 때문에 단맛에 대한 사랑은 인간의 유전자에 각인되어 있다.

단맛에서 나오는 포도당이 없으면 특히 우리 뇌의 신경세포는 살 수도 없고 자라지도 못한다. 그래서 포도당이 부족하면 뇌의 활동이 느려지고 기능에 장애가 온다.

우리 뇌가 어려운 문제를 풀거나 새 정보를 배우려고 열심히 활동할 때는 포도당이 많이 연소되기 때문에 더 많이 보충해주어야 한다.

뇌의 포도당은 에너지를 조금만 저장하므로 빨리 재공급해주지 않으면 10분 만에 고갈되어 버린다. 노인들의 경우 뇌에 포도당이 더 필요한데 늙은 뇌는 포도당 분해 능력이 떨어지기 때문이다.

노인에게 포도당을 공급해주면 창의력과 사고의 유연성이 50퍼센트 정도 더 높아진다. 그러니 치매환자에게는 특히 포도당 공급을 위해 떡이나 밥 같은 탄수화물 음식을 반드시 섭취하도록 하는 게 악화를 막는 길이다.

이렇게 좋은 포도당도 과잉이 되면 부족할 때와 마찬가지로 문제를 일으킨다. 당으로 인해 혈당이 너무 높아지면 뇌의 실행능력과 기억력이 손상되고 학습능력에 장애가 생긴다. 더구나 설탕에서 많은 당을 섭취할 경우 문제는 더 심각하다.

설탕을 과다 섭취하면 만성질환이 잘 생기며 담석증의 위험률이 상승하게 된다. 또 위 십이지장 궤양이 잘 생기며 위암의 위험률도 증가하는데, 소장과 대장의 암 발생률이 높아지며 임산부의 경우 저체중아를 출산할 위험도 있다.

설탕은 아무 영양이 없기 때문에 몸에 들어가면 오히려 우리 몸속에 있는 칼슘 등을 빼앗아 뼈를 약하게 만들고 당연히 충치도 유발한다. 또한 설탕을 많이 먹으면 백혈구의 식균 능력이 15퍼센트 정도로 떨어져 버려 병에 대한 저항력이 낮아지고 혈당에는 치명적이다.

당류를 잘 섭취하는 방법은 설탕을 가급적 적게 먹고 설탕 대신 조청이나 꿀을 사용하며, 음식에서는 양파 같은 단맛 나는 재료를 대신 쓰는 게 좋다. 흑설탕이나 황설탕은 덜 정제된 설탕이 아니라 캐러멜을 넣거나 한 번 더 볶은 제품일 뿐이니 다 똑같다고 생각하면 된다.

달콤한 음식을 먹을 때 혈당이 급격히 올라가는 것을 막아주는 음식을 함께 먹으면 좋다. 가령 음식에 식초를 넣어 먹으면 산이 소화과정을 늦추게 하는 성분이 있어 공복률을 낮춰 혈당의 급증을 막는데 식초 중에서도 적포도주 식초인 발사믹 식초가 더 좋다.

쌀밥에 콩을 넣어 먹는 것도 당이 높은 음식을 낮은 음식으로 균형 잡아주는 일이다.

육식동물인 고양이나 호랑이는 단맛을 느끼지 못한다니 단것을 잘 먹는 우리 인간은 아무래도 육식동물은 아닌 것 같다.

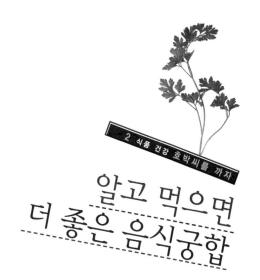

알고 먹으면
더 좋은 음식궁합

홍천 삼거리 모퉁이에 노인 부부가 하는 막국수 집이 있다. 순 메밀로 만든 맛있는 국수를 다 먹을 즈음이면 주인 할아버지가 식탁마다 다니며 "막국수 먹고 나서 찬물 먹으면 안 돼!"라며 국수 국물 남은 데에 뜨거운 메밀육수를 붓고 양념장을 조금 넣어 마시면 된다고 손수 가르쳐주신다.

메밀은 성질이 차서 냉수까지 마시면 속이 너무 차가워지기 때문에 할아버지가 이런 충고를 하시는 것이다.

얼음이 띄워진 콩국수를 먹은 후 찬 음료수를 마시고 배탈 난 일은 없는가? 찬 음식을 먹고 나면 뜨거운 차를 마시는 것이 속을 지키는 길이다.

이처럼 음식의 성질에 따라 맞는 궁합들이 있다. 선지 해장국을 먹은 후 녹차나 커피를 마시는 것은 선지에 풍부한 철분 흡수를 방해하는 일이니 그냥 물로 입가심 하는 게 좋다.

시금치를 많이 먹으면 돌이 생긴다는 말을 들어본 사람이 있을 것이다. 이것은 시금치에 함유되어 있는 수산이 몸속에서 칼슘과 결합해서 수산칼슘이라는 물에 녹지 않는 물질을 만들어 결석의 원인이 되기 때문이다. 따라서 근대국과 시금치나물을 함께 먹으면 몸에 결석이 생길 위험이 커지고 거기에 멸치볶음을 곁들이면 시금치의 수산이 멸치의 칼슘 섭취를 방해하니 같은 식탁에 올리면 안 된다.

튀김을 먹은 후 바로 수박을 먹으면 수박이 위액을 엷게 만들어 지방의 소화를 방해하니 이것도 안 좋은 궁합이다.

'아욱으로 국을 끓여 삼 년을 먹으면 외짝 문으로는 못 들어간다'는 속담이 있는데, 이는 아욱으로 늘 국을 끓여 먹으면 외짝 문으로 들어가지 못할 정도로 몸이 좋아진다는 뜻으로 아욱이 몸에 매우 이롭다는 것을 말해주는 것이다.

그렇다면 아욱국에는 왜 새우가 어울릴까? 쉽게 말해 아욱에 부족한 단백질을 새우가 보충해주기 때문이다.

또, 삼계탕에 찹쌀과 대추가 함께 들어가는 건 찹쌀에 부족한 칼슘과 철분, 섬유질을 대추가 보충해주는 의미가 있다.

두부요리에는 미역국이나 미역무침이 최고의 궁합인데 두부로 인해 빠져나가는 요오드 성분을 미역에서 얻기 때문이다.

고기 요리나 새우 요리에 표고버섯을 곁들이면 표고가 콜레스테롤을 낮추어 주고, 전복과 새우는 환상의 궁합으로 간 기능을 좋게 하며 신장 기능을 강화시킨다.

여름 보양식인 장어를 생강과 먹으면 냄새도 없애주지만 소화와 흡수가 훨씬 좋아진다.

조개탕에 쑥갓은 금상첨화인데 조개에 부족한 비타민을 보충해주고 콜레스테롤도 낮춘다.

토란국에는 쇠고기뿐만 아니라 다시마를 넣으면 아주 좋은데 다시마는 토란의 유해성분과 떫은맛을 없애주고 체내 신진대사를 촉진하기 때문이다. 또한 새우요리에 뿌려 먹는 레몬즙은 상큼한 향으로 새우 비린내를 없앨 뿐만 아니라 산성식품인 새우를 알칼리로 조화시키는 역할을 한다.

감자는 현대인에게 꼭 필요한 알칼리성 식품으로서 칼륨, 비타민 C, 식이섬유, 산화방지제 등이 풍부하게 들어 있으며 몸의 열도 내리게 해서 위장병에도 좋은 식품이다. 또한, 찐 감자는 각종 영양소가 풍부하며 감자의 비타민 C는 열을 가해도 전분이 보호막을 형성하여 비타민 C의 파괴를 막아주므로 더욱 효과적으로 섭취할 수 있다.

구운 감자에는 치즈가 완벽한 궁합인데 이건 신식이고 예전에는 소금에 찍어 먹었다.

어느 신혼부부가 감자를 쪄서 먹는데 남편이 고추장을 가져오라더니 감자를 뻘겋게 찍어 먹는 것이었다. 이걸 본 아내가 "촌사람이니, 음식도 이상하게 촌스럽게 먹는다"며 한마디 했다. 그러자 발끈한 남편이 "그래 나 촌놈이다. 니네 집은 얼마나 잘났냐"하며 싸움이 시작됐다.

이 싸움은 마침내 양쪽 집안까지 확대되어 이혼 직전으로 치달았다. 마지막으로 상담이나 받아보자고 이 부부가 상담전문가에게 갔는데 얘기를 들은 상담가가 말하길 "어, 나는 감자를 설탕에 찍어 먹는데"라고 하는 것이 아닌가.

젊은 부부는 감자를 무엇에 찍어 먹느냐 하는 사소한 문제로 이혼을 할 뻔한 것이다.

사실 감자는 설탕에 찍어 먹으면 비타민 B 흡수에 문제가 있어서 별로 안 좋은 궁합이다.

그러나 음식궁합이 아무리 중요해도 상대방의 문화를 그대로 인정해주는 것이 이혼하는 것보다는 훨씬 낫지 않겠는가.

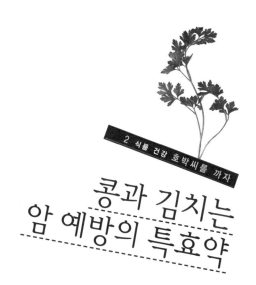

콩과 김치는
암 예방의 특효약

중년의 나이에 접어들면서 암에 대한 공포를
한두 번 가져보지 않은 사람이 없을 정도로 우리 주변에 암의 발병률이
높아진 게 사실이다.

손상된 유전자들이 자라면서 암 덩어리를 만드는데, 비타민과 무기질
이 부족하거나 지방과 독성물질 과다섭취 등이 발암의 원인이 되고 있다.
그렇다고 암이 무섭다고 무조건 피할 수는 없는 일이다. 미리미리 건강 체
크를 하면서 항암작용이 뛰어난 식품을 섭취하는 것이 예방의 첩경이다.

보편적인 암 예방 식품은 마늘, 시금치, 고추, 녹차, 된장, 쑥 등인데 암
을 유발하는 활성산소를 억제하는 기능을 한다. 그중에서도 유방암에는
특히 청국장이 좋다.

콩에는 이소플라본이라는 물질이 있는데 항암치료의 특효성분이란
다. 그러니 매끼마다 콩밥, 두부, 콩자반 등을 먹는 것이 식생활 건강에
좋다.

메주콩을 불려서 삶아 갈아 마시는 콩물을 매일 1컵씩 섭취하는 것도 좋은 방법이다. 그러나 과하면 안 하니만 못하단 말이 있듯이, 하루 100g 이상을 섭취할 경우 여성호르몬이 지나치게 많아져 유방암을 예방하는 데 오히려 해가 될 수도 있다.

특히 콩을 재료로 한 청국장에는 제니스테인이라는 물질이 들어 있어 유방암을 예방하는 최고의 식품이다.

청국장은 콩보다 항암효과가 높은데 콩에 있는 제니스틴 성분이 발효되는 과정에서 제니스테인 성분으로 전환되어 더 많은 항암물질이 생성되기 때문이다. 이 밖에도 펩타이드, 아미노산, 사포닌 등이 많아 암 예방의 좋은 효과를 기대할 수 있다.

콩 이상으로 놀라운 항암효과를 보이는 식품으로는 단연 김치를 들 수 있다. 김치의 주재료인 배추, 마늘, 고추는 암 발생률을 감소시키는 일등공신이다.

배추 속 식이섬유는 대장 점막에 발암물질이 접촉하는 것을 막고 장 건강을 유도하여 직장암과 결장암을 예방하는 것으로 알려졌다. 또 김치속 마늘은 발암물질의 독성을 줄여 위암이나 대장암 예방에 탁월한 효과가 있는데, 마늘을 6쪽 이상 섭취할 경우 30~50퍼센트의 위암 발생을 막을 수 있다니 매일 챙겨 먹는 것이 좋겠다.

양념으로 쓰이는 고추 안에는 매운맛을 내는 캡사이신 성분이 있으며 이 성분은 발암물질의 활성화를 억제해 세포조직의 손실을 막는다.

고추가 자극적이라 위암을 일으킬 수 있다는 속설과는 달리 일상적인 수준의 고추 섭취는 위 점막을 손상시키지 않아 매일 일정량을 섭취할 경우 암을 예방할 수 있다.

김치는 너무 짜거나 맵게 담그지 않는 것이 건강을 위해 좋은데 짤 경우에 염분이 오히려 암을 유발하여 위암 발병 가능성을 높인다.

그렇다고 암 예방을 위해 식이요법에 너무 집착할 필요는 없으며 무엇보다 균형 있게 영양분을 섭취하고 규칙적으로 운동하는 것이 암 예방의 가장 좋은 방법이다.

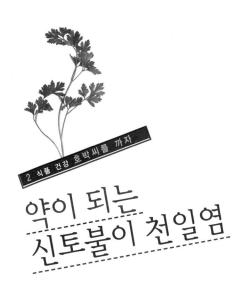

약이 되는
신토불이 천일염

강원도 속초에 가면 유명한 순두부 집이 있는
데 유난히 두부 맛이 고소한 그 집의 순두부는 동해안 바닷물로 만든다
고 한다.

예전에 바닷가에 사는 사람들은 배추도 바닷물에 절여서 김장을 담갔
다. 그 김치의 구수한 맛은 별미였는데 요즘은 이런 김치 맛보기가 쉽지
않다. 그래도 우리나라 서해안에서 생산되는 천일염으로 담근 김치는 제
맛이 난다. 천일염 속에 들어 있는 풍부한 미네랄이 깊은 맛을 내주기 때
문이다.

같은 천일염이라도 중국 소금으로 절인 배추는 쓴맛이 나서 김치 맛을
버리게 된다. 그런데도 요즘 맛없는 중국 소금이 싼 가격에 들어와 좋은
우리 천일염을 고사시키고 있다.

바닷물의 구성 성분은 우리 몸의 혈액 성분과 아주 비슷하다. 칼슘, 마
그네슘을 비롯한 각종 미네랄이 수십 가지 들어 있는 생명물질이 바로

바닷물인 것이다. 이런 영양성분이 들어 있는 소금을 적당량 먹는 것은 몸에 문제가 될 이유가 없다.

그러나 요즘엔 많은 이들이 하얗게 정제한 소금을 먹기 때문에 문제가 된다. 정제 설탕이나 정제 밀가루가 그렇듯 이 속에는 어떤 영양소도 없다. 나트륨 성분만 잔뜩 들어 있을 뿐이다. 나트륨이 몸에 정상 농도보다 많으면 이를 조절하기 위해 물이 많이 필요하고, 그 결과 혈관에 미치는 압력 때문에 혈압이 올라간다.

사이언스지에는 고혈압의 원인은 염분보다는 칼슘의 부족 때문이라는 연구결과가 소개됐다. 뉴스위크지에 실린 다른 연구도 고혈압 환자 중 30퍼센트만이 소금을 적게 먹어야 하는 환자라는 것이다. 그러니 소금이 고혈압의 원흉이라고 단정 지을 수는 없는 일이다. 게다가 나트륨은 소금이 아닌 가공식품이나 조미료로 더 많이 먹는 것이 문제다.

소금은 아주 유용한 쓰임이 많은 약이다. 목이 아프거나 가래가 끼고 기침이 나올 때 소금물로 가글을 하면 곧 가래가 삭는 것을 느낄 수 있다.

염증 부위에 진한 소금물을 바르면 세균의 세포막에 강한 삼투압으로 손상을 입혀 세균을 죽이고 나트륨은 칼슘을 도와서 바이러스의 활동도 정지시킨다. 발이 몹시 피곤하고 부었을 때 따뜻한 소금물에 발을 담그면 부기가 빠지고 피곤이 풀린다. 무좀으로 고생한다면 발을 씻은 후에 고운 가루소금을 발가락 사이에 골고루 문지르면 여름이 되어도 무좀이 재발하지 않는다.

소금은 이렇게 약이 되는데 가장 좋은 명품소금은 오래된 종갓집 간장 독 속에 다닥다닥 붙어 있는 소금 결정체다. 이걸 가루 내어 만든 소금은 암도 치료할 정도의 명약이라고 한다. 어떤 이가 풍치가 심해 퉁퉁 붓고 통증이 왔는데 이 소금으로 문질렀더니 그 심하던 풍치가 싹 나았다고 한다.

어떤 이들은 서양에서 수입한 소금이 우리 것보다 더 좋은 걸로 착각하는데 암염을 가루 낸 소금은 영양가가 우리나라 천일염과 비교가 안 된다. 이 때문에 요즘 염전 없애는 정책을 펴고 있는 우리 정부가 하는 일을 다들 나서서 좀 말려야 한다. 김장철이 오기 전에 우리 천일염을 사놓는 것도 염전을 살리는 일이 된다.

0.9퍼센트의 소금물 주머니 속에서 열 달을 지내다 태어난 우리가 소금에 무관심하면 안 된다.

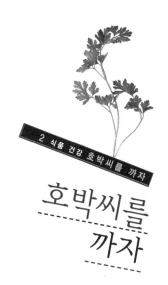

호박씨를
까자

　　제주도에 가면 맛있게 먹을 수 있는 특이한 음식이 호박국이다. 싱싱한 갈치와 함께 늙은 호박을 큼직하게 썰어 넣어 끓인 호박국은 비린내도 안 나고 단백질과 비타민이 풍부한 별미 음식이다.

　　호박은 품종과 성숙도에 따라 영양성분도 크게 달라지며 잘 익을수록 단맛이 증가하는데, 이는 당분이 늘어나기 때문이다.

　　호박의 당분은 소화흡수가 잘되기 때문에 위장이 약하고 마른 사람에게는 부식으로서만 아니라 간식으로도 좋으며 회복기의 환자에게 더 좋은 식품이다. 또한 카로틴 성분이 있어 성인병과 노화의 진행을 막고 항암의 효과를 보이며 당뇨병에 걸렸거나 뚱뚱한 사람에게 이롭게 작용한다.

　　호박은 어디 하나 버릴 게 없는 영양 만점의 식품이다. 동의보감에는 호박의 효능에 대해 '성분이 고르고 맛이 달며 독이 없으면서 오장을 편하게 하고 산후 혈전통을 낮게 하며 눈을 밝게 한다'고 나와 있다.

당뇨, 비만, 신장, 위장 질환이 있을 때 호박죽을 해먹고 또한 기침이나 천식이 있을 때 호박 식혜를 꾸준히 마시면 좋다.

신장과 방광 기능이 떨어졌을 때는 늙은 호박을 대추, 꿀 등과 함께 푹 고아서 먹어도 좋은 효과가 있다.

호박죽, 호박나물, 호박떡, 호박범벅, 호박식혜, 호박케이크, 호박파이 등등 호박으로 만들 수 있는 음식은 정말 다양하다.

호박은 속에 들어 있는 씨가 더 좋다. 비타민 E가 엄청나게 많이 들어 있어서 늙지 않게 만들어주는 호박씨만 까먹어도 호박 하나 산 값어치를 다 뽑을 수 있다. 호박씨에는 리놀산이 풍부해 동맥경화를 막아주고 레시틴이 많아 두뇌에 좋으며 혈액순환도 잘 되게 한다. 또 호박씨는 기침이 심할 때 구워서 설탕이나 꿀과 섞어 먹으면 효과가 좋고, 젖이 부족한 산모가 먹으면 젖이 많이 나온다고 한다.

호박은 육류나 유제품과 함께 먹으면 베타카로틴이 더 잘 흡수되니 고기 넣은 호박찜, 호박 케이크는 아주 좋은 궁합요리다.

호박은 꽃도 버리지 않는다. 버리지 않을 정도가 아니라 예전에는 궁중음식의 재료로 쓰였다. 호박꽃의 겉껍질을 벗기고 꽃술을 뺀 뒤 다진 쇠고기와 표고버섯, 석이버섯을 꽃 속에 넣고 미나리를 데쳐서 동여맨 뒤 밀가루와 계란을 씌워 뜨거운 장국에 넣어 끓여내면 맛있고 향기로운 호박꽃탕이 돼 임금님 수라상에 올라갔다.

호박은 부종을 빼주는 효능이 있는데 호박 속을 파내고 팥을 넣어서 익혀내면 두 가지가 상승작용을 해서 부종이 빠지고 소변을 잘 보게 하는 데에도 효과가 있다.

호박의 노란 색소인 카로틴은 암을 예방해주고 점막을 튼튼하게 하는 효과가 있어서 겨울철 혹독한 추위에도 감기에 잘 걸리지 않게 한다.

여름철 덩굴에 달린 호박의 즙을 사마귀에 몇 번 바르면 쉽게 떨어지고 가슴이 결릴 땐 누런 호박을 쪄서 뜨끈할 때 발라주면 잘 낫는다.

어느 남편이 이런 호박을 아내에게 비유해서 시를 한편 썼단다. 제목은 호박꽃 당신.

'호박이 넝쿨째 굴러들어왔다는 말은 아마도 내 경우인 것 같소.

호박꽃을 쏙 빼닮은 당신 그리고 당신의 붕어빵들

당신의 피부는 호박전처럼 쭈글쭈글 부드럽고

당신의 입술은 호박죽처럼 빛은 갔지만 달콤하고

당신의 눈빛은 호박엿처럼 끈적끈적하고

당신의 마음은 좁기가 애호박 같지만 당신의 모습은 늙은 호박

어려서부터 호박을 좋아하던 나에게 당신은 천생배필이요.'

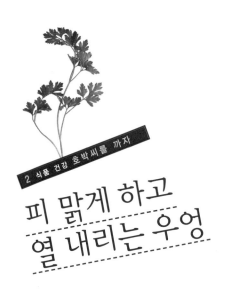

피 맑게 하고
열 내리는 우엉

우엉을 즐겨먹던 도요토미 히데요시(풍신수길)
가 나카하마의 성주로 승진하자 고향인 오와리 나카무라 마을 사람들은
축하 선물로 고향의 우엉을 갖다 바쳤다.

도요토미는 기뻐하며 상관인 오다노부나가에게 마을 사람들의 소박
하고 정성스런 마음을 봐서라도 세금을 면제해달라고 건의하였고, 그 건
의가 받아들여져서 면세 특혜를 받았다.

그 뒤 도요토미가 좀 더 높은 지위인 간파구(관백)로 승진하자 이번엔 더
큰 선물을 해야 한다는 생각에 마을 사람들은 값비싼 비단을 들고 갔다.
당연히 반길 줄 알았던 도요토미는 마을 사람들을 냉엄하게 꾸짖었다.

"사람은 출세하고 권력을 쥐면 옛날 일을 잊는다. 뇌물을 자주 받으
면 큰 선물에 익숙해지고 익숙해지면 더 큰 뇌물을 당연한 것처럼 바라
게 된다. 나는 그런 유혹이 생길 때마다 고향의 우엉을 생각하며 마음을

가다듬고 고생하는 고향 사람에게 신세진 일을 떠올렸다. 편안하면 백성의 고통을 잊기 때문이다. 선물로 비단을 사온걸보니 너희도 이제 여유가 있다는 얘기니 면세를 취소한다. 돌아가 다시 세금을 내라."

우엉은 일본사람들이 가장 선호하는 음식의 하나로 일본에서는 '우엉을 많이 먹으면 늙지 않는다'는 말까지 있을 정도로 우엉의 효능이 인정받고 있다.

우엉은 섬유질이 풍부한 식품으로 아삭하게 씹히는 맛과 독특한 풍미에 다양한 효능까지 지니고 있으며, 중국의 의학서인 본초비요에는 피를 깨끗하게 하고 열을 내리는 작용을 한다고 쓰여 있다.

그런가하면 섬유질이 다량으로 함유되어 있어 장의 운동을 활발하게 하여 변비를 개선하고 대장암 발생의 위험을 줄여준다고 한다.

우엉은 특히 식이섬유가 많아 다이어트식으로도 효과적인데 식이섬유 중에는 리그닌이라는 것이 있어 항세균 작용으로 암을 예방하는 효과도 있다고 한다.

리그닌은 우엉의 자른 면에서 많이 나오므로 어슷썰기를 해서 표면적을 넓게 만들어 먹는 것이 좋다.

또 우엉의 단백질은 필수아미노산인 아르기닌으로 구성되어 있어 강장 효과는 물론 뇌를 튼튼하게 해주고 성장 호르몬 분비를 촉진해 성장기 아이들에게 좋다. 뿐만 아니라 빈혈을 예방하고 조혈작용에 도움을 주는 철분과 당뇨병에 탁월한 효과를 나타내는 이눌린이란 성분도 함유하고 있다.

우엉가루를 쌀가루와 함께 섞어 완자를 만들어 된장국에 넣어 먹거나, 뿌리 즙을 꿀에 타서 마시면 하반신에 힘이 생겨 중풍이 치료된다고도 한다.

우엉은 뿌리뿐만 아니라 잎과 씨앗 등도 약으로 쓰이는데 떫은맛을 내는 타닌의 소염, 해독, 수렴 작용으로 땀띠가 잘 치료된다. 우엉에 물을 붓고 진하게 삶아 목욕 후 바르거나 잎을 끓여 땀띠 부위를 씻을 수 있다.

종기가 곪았을 때 우엉을 짓이겨 붙이거나 씨를 먹으면 빨리 치유되고 그밖에 생인손, 관절염, 동통이 있을 때 우엉잎을 이용하기도 한다.

그러나 우엉은 그다지 영양분이 많은 식품은 아니기 때문에 표고와 같이 영양분이 듬뿍 들어 있는 음식과 함께 먹는 것이 이롭다. 식간에 출출할 때 우엉과 표고를 잘게 썰어 죽을 끓여 먹으면 몸이 따뜻해지고 속도 든든해짐을 느낄 수 있다. 반면 바지락처럼 철분이 많은 식품과는 어울리지 않는데 그 이유는 우엉이 철분 흡수를 방해하기 때문이다.

맛도 일품이고 건강에도 좋은 우엉을 식탁에 올려보자.

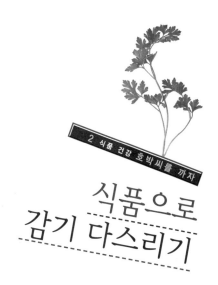

식품으로
감기 다스리기

몇 해 전 의약분업 때문에 의사들과 약사들의 싸움이 심했는데 아직 불씨가 살아 있어서 그런지 요즘도 그런 광고가 나오는 걸 봤다. 약 때문에 하는 싸움인데, 약은 질병치료에 필요하기도 하지만 약 대신 식품으로 나을 수 있는 병이라면 약을 안 먹는 것이 가장 좋다.

무더위가 꺾이고 선선한 바람이 불기 시작하면 지친 심신이 살만하다고 느끼겠지만 환절기만 되면 대뜸 감기에 걸리거나 콧물이 사정없이 쏟아지는 이들이 있다.

병원이나 약국에 바로 가기보다는 집에서 직접 만든 자연 약으로 먼저 다스려보는 건 어떨까.

쌍화탕이나 갈근탕은 집에서 쉽게 만들어 먹을 수 있는 감기약들이다. 그런데 이런 약초가 아니라도 식품으로 감기를 다스릴 수 있다.

살균효과가 있는 매실과 생강은 몸을 따뜻하게 해주는 효능이 있다.

매실 한 개를 으깨서 생강즙 한 차술과 간장 한 차술, 그리고 차 우린 물 한 컵에 칡가루 한 수저를 넣어 중불에서 시작해 끓으면 불을 약하게 조절해서 투명한 느낌이 들 때까지 계속 저어준다. 자기 전에 마시면 몸이 따뜻해지면서 땀을 내 아침에는 훨씬 거뜬해진다.

무는 열이 있는 폐에 좋고 기침을 다스려준다. 무를 1cm 정도 잘라 생강즙 한 차술과 차 우린 물 한 컵, 간장 한 차술을 넣어 끓인 후 하루 세 번 정도 따뜻하게 마시면 발한작용이 강해 땀이 잘 나면서 감기가 약해진다.

우리 생활 속에 점차 대중화되어 가는 와인이 유럽에서는 감기약으로 이용된다. 적포도주 한 컵에 열을 가해 알코올 기를 약간 증발시킨 다음 꿀이나 단풍시럽 한 차술과 계피가루 한 차술을 넣어 잘 저은 뒤 자기 전에 마시면 푹 자는 동안에 감기기가 낫는다.

파의 흰 부분은 땀을 내는데 좋다. 된장국에 파 한 뿌리를 넣고 마늘을 넉넉히 넣어서 끓여 마시고 한 숨 자면 땀이 나면서 몸이 가벼워진다.

목이 아픈 감기에는 모과 말린 것을 몇 조각 끓인 후 꿀을 타마시면 목 아픈 것이 빨리 낫는다. 아니면 배 한 개를 즙을 내 생강즙 한 차술과 섞어 꿀을 타 마시면 기침에 좋다.

무는 발한작용도 하지만 아픈 목과 기침에도 좋은데 무를 잘라 꿀에 재서 한나절 정도 둔 뒤 뜨거운 물을 부어 마시면 목이 한결 좋아진다.

콧물에는 마시는 것보다 직접 코에 넣어주는 방법이 잘 든다. 차 우린 물 한 컵에 소금을 넣은 뒤 스포이드에 넣어 코 한쪽을 누른 채 다른 쪽 코에 스포이드로 찻물을 넣어주는 방법을 번갈아 서너 번 해주고 입으로 뱉어내는 식으로 하면 된다. 아니면 솜에 무즙을 적셔 콧구멍에 번갈아 넣어주는 방법도 있다.

무는 염증을 진정시켜 냉각작용을 하기 때문에 비염증상에 좋다. 코피가 날 때도 이 방법은 잘 듣는다. 파는 정유성분이 있어서 기관지 점막을 자극해 콧물 감소에 효과가 있다. 가장 쉬운 방법은 파의 흰 부분을 1cm 정도 잘라 콧구멍에 번갈아 끼워 넣는 방법이다.

박하잎이 있다면 박하 잎에 뜨거운 물을 부어 3분 정도 지난 뒤 그 물을 솜에 적셔 코에 끼우는 방법도 있는데 박하에 함유된 폴리페놀에는 항알레르기 효과가 있어서 알러지성 비염에 쓰면 좋다.

이제 감기에 걸렸다고 가뜩이나 붐비는 대학 병원에 가는 일은 그만두자.

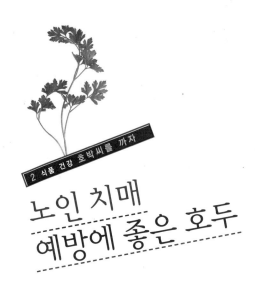

노인 치매
예방에 좋은 호두

몇 해 전 '달인' 김병만이 방송대상 코미디언 부문 개인상을 받았을 때 소감을 말하던 중 눈물을 흘리며 "아버지가 치매에 걸려 기억 못하실 거다…… 아버지 저 상 받았어요"라고 말해 많은 이들에게 뭉클함을 안겨주었다. 수상의 기쁨을 함께 하셔야 할 아버지가 치매에 걸려 누웠으니 그의 심정이 얼마나 착잡했을까.

치매는 본인뿐만 아니라 동거인에게도 말할 수 없이 무서운 병이다. 그래서 옛날에는 치매에 걸린 어르신에게 망령들었다고까지 말했던 것 같다.

요즘 들어서는 중년층에도 치매에 걸리는 사람들이 늘고 있다고 한다. 치매가 이제는 더 이상 노인들의 전유물이 아니라는 얘기다. 물론 의술의 발달로 조기에 발견하여 적절한 치료를 하면 어지간히 잡을 수 있지만 치매는 예방보다 더 좋은 치료법이 없다.

치매예방을 위한 식품으로는 영지버섯, 우유, 채소, 과일 현미, 메밀,

고등어, 호두, 강황 등을 꼽을 수 있다. 이들 식품은 대체로 노화와 기억력 상실을 억제하는 데 효과가 있다.

견과류는 치매예방에 좋은데 특히 호두는 로즈힙 다음으로 항산화 성분이 풍부하게 들어 있다. 항산화 성분은 몸속 산화 스트레스를 제거해 암이나 심혈관 질환 등 만성질환을 예방하는 데 효과적이다.

견과류의 항산화 성분은 나쁜 콜레스테롤 수치를 낮출 뿐만 아니라 중년 이후 뚱뚱한 사람에게 잘 생기는 담석도 예방하는 것으로 알려져 있다.

또한 호두에 함유된 비타민, 지방, 단백질, 불포화지방산은 집중력을 향상시켜준다. 호두의 지방은 불포화지방산으로 노폐물을 제거하고 신장 기능을 개선하며 조혈작용, 혈중 콜레스테롤의 양을 감소시키기 때문에 노화를 방지하고 강장효과와 함께 두뇌 건강에 많은 도움을 준다. 그래서 호두는 치매 예방식품으로 꼽힌다.

호두는 고기보다 많은 양질의 단백질이 있고 콜레스테롤을 없애는 필수지방산과 많이 먹어도 살찌지 않는 불포화지방산을 포함하고 있어 영양학적으로도 훌륭한 알칼리성 식품이다. 그러니 하루에 호두 세알을 꾸준히 먹으면 그날 필요한 지방분을 모두 섭취하게 된다.

견과류는 단백질과 섬유질이 풍부하면서도 포만감을 느끼기 쉬워 카메론 디아즈 등 할리우드의 유명 연예인들이 즐기는 다이어트 식품이기도 하다.

견과류는 또한, 치아에 좋다는 연구도 나와 있어 칫솔이 없을 때 식사후 호두를 먹으면 충치 예방에 도움이 된다. 설탕과 과일주스를 먹은 후 견과류를 먹으면 구강 내 산도를 낮춘다는 보고도 있다.

견과류를 섭취할 때는 삼겹살과 같이 칼로리가 높은 음식을 피해야 한다. 견과류는 맛이 있기 때문에 적절한 양만 먹고 중단하기가 어렵기 때문에 비만인 사람들은 통째로 먹기보다는 멸치볶음에 넣어서 조리하는 등 반찬으로 만들어 먹는 것이 바람직하다.

땅콩 잼이 든 샌드위치, 땅콩이나 아몬드, 호두 등을 넣은 샐러드도 추천할만하다. 하지만 견과류 캔에는 소금이 들어 있으므로 혈압이 높은 사람들은 섭취에 주의해야 한다. 견과류는 건강에 좋지만 지방이 풍부해 빨리 상하는 것이 단점이다. 잘못 보관하면 곰팡이에 오염돼 아플라톡신 등 간질환을 일으키는 강력한 독소 물질이 발생할 수 있다.

보관할 때는 공기와 접촉하지 않도록 해야 하고 기름에 찌든 냄새가 나면 먹지 않는 것이 좋다. 고온 다습한 환경도 좋지 않으므로 견과류는 실온보다 냉장고에 보관하는 것이 좋으며, 장기간 보관하려면 냉동실에 넣어두는 것이 좋다. 호두는 아몬드나 땅콩보다 빨리 변질될 수 있으므로 호두는 껍질을 까지 않은 채 냉장고나 그늘진 곳에 보관해야 한다. 호두를 깐 뒤에는 밀봉해서 냉장고나 냉동고에 보관한다.

맛과 영양 성분 함량을 생각한다면 1주 이상 보관하지 않는 게 좋으며 보관 기간은 길어도 6개월은 넘기지 말아야 한다.

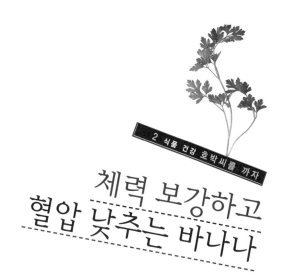

체력 보강하고
혈압 낮추는 바나나

2008년 8월 북경 올림픽에 대비하여 우리나라 국가대표 선수들의 훈련 모습을 텔레비전을 통하여 보여준 적이 있었다. 여기서 한 가지 주목할 사실이 있었는데 강인한 체력을 우선시하는 선수들에게 체력을 보강해주는 식품으로 바나나를 꼽고 있다는 것이었다.

운동선수들의 바나나를 즐겨 먹는 이유는 열량이 높고 식이섬유가 많으며 먹으면 바로 포만감을 주기 때문이다.

한 개만 먹어도 한 시간은 족히 버틸 수 있을 만큼 속이 든든해지기 때문에 운동 중 배고픔과 체력 저하를 바나나가 해결해줄 수 있다. 바나나는 또 혈압을 조절하고 근육 경련을 막아주는 미네랄인 칼륨도 풍부하다.

'낙원의 과실'이라는 학명이 붙은 바나나는 운동선수뿐만 아니라 특히 고혈압 환자에게도 좋은 과일이다. 전 골프 황제 잭 니클로스는 바나나 광으로 불릴 만큼 바나나를 즐겨 먹었으며 우리나라의 박세리, 김미현 선수 등도 항상 바나나를 챙기는 것으로 알려져 있다.

바나나가 '변비를 일으킨다'는 속설이 있지만 실제는 그 반대로, 식이 섬유의 일종인 펙틴이 풍부해 변비 예방에 효과적이다. 변비가 심한 아이에게 바나나, 우유, 달걀을 함께 믹서에 갈아서 주면 좋은 효과를 볼 수 있다. 다만 덜 익은 바나나에는 타닌이라는 떫은맛 성분이 함유되어 있어 이를 먹으면 변비와 소화 불량이 올 수도 있으므로 가급적 잘 익은 것을 선별해서 먹는 것이 더 이롭다.

바나나는 영양성분이 뛰어나서 가히 열대 과일 중에서 으뜸이라고 할 수 있는데, 칼륨과 식이섬유가 많아서 심장혈관을 보호하며 혈압을 낮추고 더 나아가 뇌졸중의 위험에서 우리를 지켜주는 고마운 과일이다. 맛도 좋고 몸에도 좋은 바나나는 그래서 많은 사람들에게 사랑을 받고 있다.

바나나는 금연 후의 금단증세를 막아주는 데도 효과가 있으며 신장과 뼈를 강화시키고 빈혈, 관절염, 통풍 등에도 효과가 있다. 일본에서는 체중감소에 좋다는 사실이 알려져 바나나 다이어트까지 등장한 실정이다.

바나나의 밝혀진 효과 가운데 하나는 우울증 해소에도 도움이 된다는 것이다. 이는 트립토판이라는 단백질이 인체 내에서 기분을 좋게 하고 편안하게 해주는 세로토닌으로 전환되기 때문이라는 과학적인 규명이 나와 있다. 트립토판은 사람의 영양에 필요한 필수아미노산인데 이것은 생명체에 의해서 합성될 수 없으며 식품 섭취로 가능한 것이다.

바나나가 우리에게 여러 가지로 유익을 가져다주므로 요즘 값이 좀 올랐다고 해서 무관심하게 보아 넘길 것은 아니다.

그 옛날 부의 상징으로 알려졌던 바나나가 대중 속에 깊숙이 파고들어 건강과 맛을 함께 선사하니 이보다 더한 자연의 선물이 또 있을까.

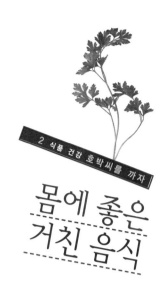

몸에 좋은
거친 음식

아무리 음식을 적게 먹는 것이 좋다고 해도 맛있는 것을 배부르게 먹지 않으면 도무지 참을 수 없는 사람들이 있다. 식도락의 삶을 즐기는 사람들이다. 이런 사람들일수록 대개는 기름진 음식을 즐긴다. 그러니 비만은 물론 각종 성인병을 부르게 마련이다.

이들에게도 구제책은 있다. 물론 적게 먹는만큼 좋은 방법은 아니지만 그래도 도우미 역할은 할 수 있는데 그것은 섬유질을 많이 먹는 것이다.

섬유질을 먹으면 입으로 들어가는 지방의 91.4퍼센트가 흡수된다. 섬유질은 영양소의 흡수를 방해하는 성질이 있기 때문이다. 그래서 섭취하는 칼로리에 대한 섬유질의 비율이 낮을수록 뚱뚱해지기 쉽다. 또 섬유질은 장 속에서 좋은 균은 늘리고 나쁜 균이 늘어나는 것을 막아주며 변이 통과하는 시간을 줄여서 변비를 막아 독소가 쌓이지 않게 한다.

섬유질을 쉽게 섭취할 수 있는 방법은 현미 잡곡밥과 채소를 듬뿍 먹는 것이다. 다시마와 미역 같은 해조류에도 섬유질이 무척 많다. 이전까지의 영양학에서 무시당하고 천대받았던 섬유질이 요즘 그 진가를 인정받고 있는 것이다.

한국식 식사를 하고 있다면 섬유질 걱정은 하지 않아도 된다. 시래깃국에 각종 나물, 김치 등 한식은 섬유질의 보물창고이기 때문이다. 여기다 현미밥을 곁들인다면 그것으로 섬유질 걱정은 끝이라고 해도 좋을 것이다.

흔히 키토산이라고 하는 동물성 섬유질도 있다. 이것은 게나 새우 같은 갑각류의 껍데기나 곤충의 껍데기에 많은데 특히 홍게 껍데기에 많다.

그렇다고 게 껍데기를 와드득 거리며 씹어 먹는다고 키토산의 효과를 보는 것은 아니다. 키토산은 고분자 상태로 되어야 위장에서 녹아 장으로 가서 제 역할을 할 수 있다.

동물성 섬유질은 식물성 섬유질처럼 흡수되지 않지만 장 속에서 대단히 유익한 역할을 해서 각종 성인병을 막아준다.

패스트푸드와 가공식품처럼 섬유질이 없는 음식을 먹으면 살만 찌고 질병이 찾아오며 피부도 엉망이 된다는 사실을 알아야 한다.

우리가 흔히 거친 음식이라고 부르는 식사가 바로 섬유질이 풍부한 식사다. 햄버거를 먹으면서 식이섬유 음료를 마실 것이 아니라 예전에 먹던 우리의 거친 밥상으로 돌아가자. 섬유질만 충분히 먹으면 식사량이 좀 많아도 그리 걱정할 것이 없다.

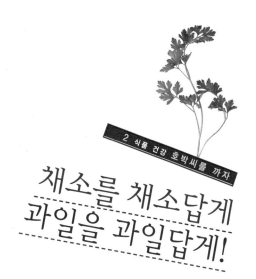

채소를 채소답게
과일을 과일답게!

"당근 하나를 먹는 것은 우주를 먹는 것이다."

세계적으로 명상운동을 주도하며 '화', '힘'과 같은 베스트셀러를 낸 베트남의 틱낫한 스님의 말씀이다.

채소 한 개, 과일 한 개에도 우주의 기운과 섭리가 깃들어 있다는 얘기일 것이다. 그러나 우리는 슈퍼마켓에 진열된 채소와 과일에서 과연 우주를 느끼고 있는가. 그러기에는 그것들이 사람 손에 너무 다듬어져 있다는 생각이 든다.

무는 무청을 다 잘라내어 흰 몸통만 있고 당근도 마찬가지다. 배추의 거칠고 푸른 잎사귀는 간 곳이 없고 연근과 우엉은 껍질을 벗겨 내 하얀 속살을 드러낸 채 무엇으로 처리했는지 변색이 전혀 되지 않은 모습으로 누워 있다.

지나치게 잎이 파란 푸성귀들은 그 색깔의 근원을 의심하게 만든다. 향기롭고 예쁜 딸기는 농약 때문에 사 먹기가 두렵다. 먹음직스런 바나나를 보면 방부제가 절로 떠오른다. 그러니 어떻게 흙과 구름과 바람이 있는 우주를 떠올릴 수 있겠는가 말이다.

정말 우주를 떠올리려면 조그만 텃밭이라도 일구어서 직접 농산물을 길러 먹는 수밖에 없다. 잎새에 이슬이 맺힌 당근을 뽑아 잔뿌리에 아직 흙이 묻은 채 아무것도 깎여나가지 않은 온전한 그 모습을 보면 비로소 우리가 우주를 먹는다는 느낌이 들 것이다.

우리가 먹는 농산물은 이제 공산품에 가깝다. 대량 재배와 농약, 화학 비료 때문에 우주의 기가 다 밀려나고 남은 것은 그럴듯한 모양만 갖춘 식품일 뿐이다.

제철에 유기농법으로 기른 시금치에 비타민이 10mg 들어 있다면 화학 재배된 시금치에는 제철에 난 시금치의 5분의 1도 들어 있지 않다. 그러니 제대로 된 시금치라면 서너 젓가락만 먹어도 섭취할 수 있는 영양소를 한 접시는 먹어야 필요량을 섭취할 수 있다는 얘기다.

음식으로 영양분을 제대로 섭취하면 비타민제를 따로 먹을 필요는 없다. 하지만 농산물이 예전의 농산물이 아니라 많이 먹어도 필요한 영양분을 섭취하기 힘들기 때문에 할 수 없이 비타민제를 먹어야 하는 것이다.

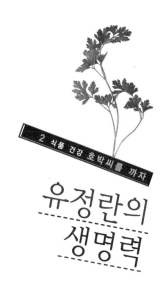

유정란의 생명력

가게에 달걀을 사러 갔더니 달걀 진열대가 텅 비었다. 마침 부활절이어서 달걀을 대량으로 사가는 사람이 많았기 때문이란다.

어릴 적 친구를 따라 교회나 성당에 가서 알록달록한 부활절 달걀을 받아온 추억이 있는 이들이 적지 않을 것이다. 또 소풍을 가서 삶은 달걀을 소금에 꼭꼭 찍어 먹던 고소한 맛도 기억 속에 남아 있다.

최고의 반찬이며 영양식이던 달걀이 어느새 요즘은 콜레스테롤의 대명사처럼 되어서 비건강식으로 취급되고 있다. 혈압이 높은 이들이 많다 보니 콜레스테롤에 신경이 날카로워진 탓이다. 하지만 콜레스테롤이 있다고 달걀을 전혀 먹지 않는 건 구더기 무서워 장 안 담그는 일이나 비슷하다.

달걀을 먹는 것과 관계없이 담배를 피우면 콜레스테롤이 더 높아지고 커피나 스트레스는 콜레스테롤을 36퍼센트까지 높인다.

콜레스테롤의 원흉을 식품에서만 찾는 건 그래서 웃기는 일이다. 차라리 마늘이나 양파, 콩, 그리고 섬유질이 풍부한 음식을 곁들여 먹으면서 먹고 싶은 것을 먹는 게 낫다.

달걀만큼 단백질이나 각종 비타민이 고루 든 식품은 별로 없다. 단백질은 쇠고기보다 60퍼센트 많고 칼슘은 우유보다 50퍼센트나 많으며 철분은 시금치의 두 배다. 그리고 노른자에는 레시틴이 많은데 이건 간에 쌓이기 쉬운 지방을 제거해주는 역할을 하기 때문에 노른자를 빼고 먹는 건 영양 덩어리를 버리는 일이다.

그렇다고 달걀이 다 좋은 건 아니다. 요즘 좁은 닭장에서 수많은 닭을 키우는 방식은 닭들에게 스트레스를 줘서 병에 잘 걸리기 때문에 항생제를 많이 먹인다. 게다가 성장촉진제도 먹인다. 미국 닭고기를 먹은 중미의 어린이가 다섯 살인데 젖가슴이 커진다든가 열 살이 안됐는데 생리를 하는 일들도 일어나고 있다.

우리나라라고 미국 닭들보다 더 좋은 환경에서 키워진다고 볼 수는 없다. 그런 탓에 항생제와 성장촉진제가 듬뿍 든 달걀은 많이 먹으라고 권하기가 께름칙하다.

그래서 무정란과 유정란 얘기를 할 수밖에 없다. 무정란은 비좁은 양계장에서 수탉이 없이 암탉들이 낳은 달걀이고, 유정란은 수탉의 씨를 받아 암탉이 낳은 달걀이다. 환경이 다르니 항생제나 성장촉진제의 유무도 다를 수밖에 없다.

시골에서 닭을 놓아기르는 어느 할아버지의 달걀을 먹어보니 껍질이 엄청 두꺼웠다. 물론 유정란이었기 때문이다.

유정란과 무정란을 눈으로 보면 구별하기 어렵다. 구별하려면 따뜻한 곳에 놓아두면 된다. 시간이 지나면 유정란에서는 병아리가 알을 깨고 나오지만 무정란은 그냥 썩어서 악취를 풍겨 쓰레기통에 버릴 수밖에 없다.

사람도 유정란의 인생이 있고 무정란의 인생이 있는데 눈으로는 구별하기 어렵다. 그런데 달걀처럼 시간이 지나면 유정란 인생은 생명을 낳고 무정란 인생은 무정란 달걀의 마지막처럼 된다. 그 속에 생명이 있느냐 없느냐가 우리 인생의 부화를 결정하는 기준이 되는 것이다.

일가족을 살해해서 사형을 선고받은 고재봉이라는 남자는 감옥에서 죄를 회개한 후 많은 흉악범들의 마음을 돌이키게 했다. 그리고 그는 사형집행 때 웃으며 평안히 죽음을 맞이했다.

무정란의 인생이 유정란의 인생으로 바뀌면 죽음도 웃으며 맞이할 수 있는 것이다.

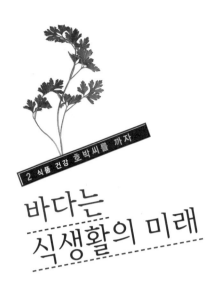

바다는
식생활의 미래

태안 앞바다 원유 유출사건으로 인해 바다 속 먹거리가 죄다 오염돼 먹을 것이 없어질까 봐 모두들 걱정을 했었다. 다행히 서해바다는 완전히 복구됐고 시장에는 싱싱한 해산물들이 풍성하게 나온다.

우리처럼 온갖 해산물을 많이 먹는 민족도 없을 것이다. 미국인들은 연어나 참치, 새우, 가재, 굴 정도나 먹지 거들떠보지도 않는 생선들이 많다. 해산물을 많이 먹는 프랑스인들이나 이탈리아인들도 생선은 여러 가지 먹지만 우리처럼 바다 풀까지 먹지는 않는다.

해산물은 겨울이 제철이다. 겨울처럼 해산물이 맛있는 계절도 없다. 굴이나 명태, 가자미 같은 생선은 겨울이 제철이라 맛도 있고 영양도 풍부하다.

구룡포 특산물인 과메기는 겨울에 먹어야 제맛이다. 미역에 돌돌 싸서 초장에 찍어 먹으면 비린내가 나지 않고 영양적으로도 완벽한 궁합이다.

바다풀인 다시마, 미역, 김 역시 겨울에 햇것이 나서 가장 맛있다.

1월에는 다시마와 비슷한 쇠미역이 많이 나오는데 곰보미역이라고도 하는 이것은 미역보다 엽채가 두껍고 씹히는 맛이 뛰어나 살짝 데쳐서 초고추장에 찍어 먹으면 그만이다.

톳나물은 살짝 데쳐서 무치거나 아니면 샐러드로 만들어 먹어도 손색이 없는데 일본에서는 톳나물이 어린이 성장기에 아주 좋다고 해서 급식시간에 톳나물로 만든 다양한 식단이 차려지기도 한다.

물미역 나물도 겨울에만 먹을 수 있는 별미이며 이런 바다풀들을 많이 먹으면 건강 증진에 도움이 된다. 칼슘과 철분 등의 미네랄이 풍부하고 섬유질이 많을 뿐만 아니라 칼로리는 아주 낮아서 성인병 예방은 물론 다이어트에도 최고의 식품이다.

어릴 때 바닷가에서 해산물을 먹고 자란 사람치고 건강하지 않은 사람이 없는 것처럼 바다는 언제나 우리에게 풍부한 영양성분을 공급해주고 있다.

학자들은 바다가 인류 식생활의 미래라고 했다. 인간에게 온갖 것을 다 제공하는 바다에서 우리가 먹을거리를 얻을 수 없을 만큼 바다가 오염된다면 우리 식생활의 미래도 없어지게 된다.

이 바다를 지키는 것은 해양경찰이 아니라 우리 모두다. 내가 하수구에 버리는 모든 것이 강으로 가서 결국에는 바다로 흘러가는데 화학세제를 많이 쓸수록, 폐수를 많이 배출할수록 바다는 병이 들어간다.

원유 유출 사고 같은 대형사고가 아니라도 이미 우리 바다는 많이 오염되고 병들어가고 있다.

바닷속을 찍은 다큐멘터리 같은 것을 보면 우리의 바다는 온갖 고기가 뛰놀던 예전의 청정 바다가 아닌 황량한 모습으로 바뀐 속내를 보여준다. 환경에 무심한 생활습관 때문에 풍성하고 영양 많은 우리의 식탁을 스스로 망치는 꼴이다.

그래도 아직은 싱싱하고 값싼 해산물을 먹을 수 있다는 것은 우리가 감사해야 할 일이다. 또한 이 감사는 서해안에서 기름을 닦아내느라고 그 한 겨울 추위 속에서 고생한 모든 이들에게도 해야 할 것이다.

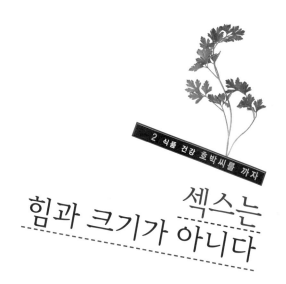

섹스는
힘과 크기가 아니다

언젠가 연예인 커플의 간통사건이 화제가
되면서 결혼 후 지금까지 남편과 가진 잠자리가 열 번 정도 밖에 안 된다
는 폭로까지 나온 적이 있다.

말도 안 되는 얘기라고 하면서도 이런 성생활에 관한 얘기들이 나오면
슬며시 걱정하는 남자들이 있을지도 모르겠다. 나는 그쪽이 시원찮은데
혹시 내 아내도 누구처럼 바람나면 어쩌지, 어떻게 해야 아내에게 만족
감을 주고 점수를 따지……

남자들은 섹스에 대해 오해하는 부분이 많다. 섹스를 힘과 크기로만
생각하는 것이다. 그래서 그 힘과 크기를 키우기 위해서 온갖 것을 다 먹
고 수술요법까지도 동원하는 이들이 우리나라에는 유독 많다.

여자들이 생각하는 섹스는 다르다. 사랑이 담긴 따뜻한 포옹과 부드러
운 말, 자기 욕심만 채우지 않고 상대를 배려하는 마음, 이런 것들을 여자
들은 바란다.

아내에게 거칠게 대하고 못되게 굴어서 잔뜩 마음을 상하게 해놓고 욕심이 동하면 아내를 끌어당기는 남편이 아내들은 얼마나 싫은지 모른다.

평소에 아내와 사랑의 언어를 말하고 아껴주고 존중해주면 잠자리가 좀 시원찮아도 아내들은 남편을 사랑한다.

여자는 남자보다 예민하고 감성적이기 때문에 섹스도 몸보다는 마음이 차지하는 부분이 많다. 언어폭력으로 상처입고 이기적인 행동에 질려버린 아내의 마음은 쥐뿔도 모르고 정력만 키워봐야 만족을 줄 수 없다.

그래서 정력에 도움이 되는 음식도 아내를 배려하는 착한 남편들이나 들어둬야 할 얘기다.

카사노바는 보양식으로 아침마다 굴을 50개씩이나 먹었다고 한다. 굴에는 아연성분이 많은데 아연은 정력에 필요한 중요 영양소다. 굴 외에도 새우나 전복, 장어, 고등어, 꽁치, 연어, 낙지, 골뱅이 같은 해산물들이 거의 다 정력식품이다.

새우는 총각이 먹으면 안 될 정도로 남자의 양기를 북돋워주는 식품이다. 신장이 허해져서 정력이 약해지고 기운이 없으며 현기증과 피로감에 시달릴 때에도 새우는 좋은 약이 될 수 있다.

새우의 정력 효과에 대해서는 잘 알려져 있지 않지만 본초강목에는 엄연히 정력에 좋다고 나와 있다. '혼자 여행을 나설 때는 먹지 말라'고 권하고 있을 정도의 강정식인 것이다.

새우는 고단백질로 형성되어 있고 비타민이 풍부하며 단백질, 칼슘이 많아 정력이 약한 사람은 물론이고 발기가 잘 안 되는 사람, 신장이 약한 사람, 노약자, 환자 등에게도 좋다. 새우죽은 보양식으로 좋으며 남성을 살리고 건강을 되살리는 데 큰 효과가 있다. 미꾸라지와 새우를 함께 넣고 고아 먹는 것도 정력에 좋다. 또 낙지의 타우린은 혈액순환을 좋게 해 정력을 상승시킨다.

그 외의 생선들은 DHA 등 오메가3지방산이 풍부해서 동맥경화 같은 혈관문제가 생기지 않게 해줘 정력의 하강을 막아준다.

기름진 육류를 먹으면 힘이 날 것 같지만 육류의 지방은 피를 탁하게 하고 혈관 벽에 찌꺼기가 쌓이게 하기 때문에 오히려 방해가 된다.

발기는 혈액이 얼마나 해면체를 잘 채우느냐의 문제이기 때문에 피가 잘 흐르도록 맑게 만드는 음식이 정력에 좋은 음식이라고 생각하면 된다.

어쨌든 가장 중요한건 음식이 아니라 마음이며 그 마음을 표현하는 기분 좋은 방법이 바로 부부관계다.

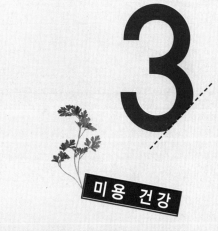

3

미 용 건 강

화장품을
버리자

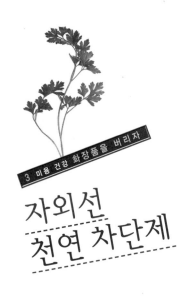

자외선
천연 차단제

축구선수들은 대체로 피부가 나쁘다. 강렬한 자외선을 몇 시간씩 그대로 받으며 운동을 하니 그럴 수밖에 없다. 야구선수들처럼 모자를 쓰는 것도 아니고 자외선 차단제를 바른다 해도 땀이 너무 흘러서 금방 씻겨나가니 별 효과가 없다.

더욱이 월드컵이 열리는 6월은 일 년 중에서 일조시간이 가장 많은 달이라 선수들은 별수 없이 자외선 샤워를 할 수밖에 없다.

이처럼 자외선을 많이 쬐는 일을 하는 사람들은 피부노화가 다른 사람들보다 빨리 오게 마련이다. 자외선 속에 들어 있는 활성산소가 피부의 기름기와 만나면 과산화지질이 되어 피부를 건조하게 만들어 주름이 잘 생기고 활성산소가 피부의 단백질과 만나면 인돌이라는 물질이 되어 기미와 잡티를 만드는 원인이 되기 때문이다.

그래서 시골에서 농사짓는 사람들은 도시에서 햇볕을 별로 안 쬐고 산 이들보다 깊은 주름도 많고 훨씬 늙어 보이기도 한다. 자외선이야 말로 노화의 일등공신인 것이다.

이 자외선은 눈에도 큰 영향을 미치는데 눈으로 들어오는 강한 햇빛을 차단하지 않으면 백내장에 빨리 걸리기 쉽다. 때문에 자외선이 강한 계절에는 선글라스를 끼는 것이 멋보다는 건강을 위해서 필요한 일이다.

어른들만 햇볕을 피해야 하는 것이 아니다. 아이들은 어른보다 야외활동이 많은데 스무 살까지 받는 자외선 양이 평생 받는 양의 절반이나 된다. 아이들은 피부의 선천적 방어시스템이 성숙하지 못한데다 어릴 때 자외선에 많이 노출되면 방어기능이 급속히 떨어져서 나중에 어른이 되었을 때 피부암에 걸릴 확률이 높아진다. 그러니 아이들에게 자외선 차단제를 더 발라주어야 한다.

자외선은 야외에만 있는 것이 아니라 도심에도 많다. 각종 빌딩의 외벽에서 반사되는 햇볕도 피부를 타게 한다. 그늘에 있어도 이렇게 반사되는 자외선 양이 만만치 않은 것이다.

실내에 있다고 안심할 것도 아니다. 자외선은 유리를 통해서도 들어오기 때문에 창가 옆자리에 앉아 있는 이들은 온종일 자외선을 쬐고 있는 셈이다. 그러니 이런 이들은 실내에서도 차단제를 발라야 한다.

자외선 차단제는 화학물질로 만들기에 피부가 워낙 민감한 사람들은 따갑거나 벌겋게 되어 바르지 못하는 경우가 있다. 이럴 때는 천연 차단제를 만들어 발라주는 수밖에 없다

쌀겨에 많은 오리자놀은 자외선의 해악으로부터 피부를 지키며 토마토의 항산화 성분 역시 피부를 보호한다.

우리가 매일 먹는 참기름에도 자외선으로부터 피부를 보호하는 성분이 있다. 이러한 성분으로 인해 토마토와 쌀겨를 곱게 갈아 거즈에 거른 뒤 참기름을 섞어 흔들어 발라주면 천연 자외선 차단제가 된다.

당근, 오렌지 등 녹색이나 황색 식물에 들어 있는 베타카로틴도 도움이 되는데 평소에 녹황색 과일이나 채소를 충분히 섭취하는 것이 좋다.

갑작스런 자외선 노출로 생긴 햇빛 화상은 피부의 열기를 없애기 위해 찬물 찜질을 하거나 찬 우유 목욕, 전분 목욕, 오이마사지 등이 도움을 준다.

축구선수인데도 안정환의 피부가 나쁘지 않은 것을 보면 피부 보호를 열심히 하든지 운동 후 관리를 잘 하는 것이 아닌가 싶다.

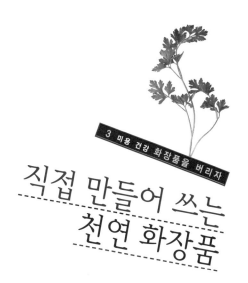

직접 만들어 쓰는
천연 화장품

언젠가 일본의 모 화장품에 중금속이 들어 있다고 중국에서 문제가 되는 바람에 우리나라 백화점에서 그 화장품이 철수되고, 그 화장품을 쓰고 있는 사람들이 불안해하는 등 소동을 겪은 사건이 있다.

해가 될 정도로 많은 중금속은 아니라는 해명도 있고, 또 우리나라 사람들은 한바탕 난리를 떨어도 지나가면 금방 잊어버리기 때문에 얼마 있지 않으면 언제 그랬냐 싶을 만큼 조용해 질건 뻔하다. 문제는 모든 화장품에는 첨가제가 무수히 많이 들어가는데 그것들이 피부에 좋은 작용을 하지 않는다는 사실이다.

화장품의 기본 원료를 간단하게 말하면 물과 기름이다. 이 물과 기름이 잘 섞이고, 잘 발라지고, 향기로운 냄새를 내고, 고운 빛깔을 내며 오래 두어도 썩지 않게 하기 위해 화학약품들이 수십 가지 들어가지 않을 수 없다.

초창기에는 납이나 수은처럼 치명적인 성분들이 들어가서 화장품을 오래 쓰면 피부가 검푸르게 변하는 등 부작용이 매우 컸지만 요즘 들어 그런 화장품은 거의 없다.

그러나 대신 주방세제의 원료인 계면활성제 같은 성분들이 들어간다. 고급 화장품이라고 예외는 아니다. 피부가 예민한 여성들은 이런 첨가제에 민감하기 때문에 화장품을 바르면 따끔거린다든가 붉게 된다든가 하는 현상이 나타난다.

피부가 건강하면 첨가제가 든 화장품을 발라도 별 문제는 없지만 사실 그런 것들이 들어가지 않은 순수 화장품이 피부에 가장 좋다는 것은 더 말할 것도 없다. 그래서 가장 좋은 화장품은 자신이 집에서 만든 수제 화장품이다.

요즘 천연 화장품이 많이 팔리고 있지만 재료에 천연성분이 조금 들어 있다고 무조건 믿을 일은 아니다. 천연성분은 한두 가지 들어가고 첨가제는 수십 가지 들어가니 말이다.

집에서 직접 화장품을 만들어 쓰면 이런 화학 물질이 안 들어가니 안심하고 바를 수 있다. 그 대신 보존기간이 짧기 때문에 오래 쓰면 안 되고 냉장고에 넣고 써야 한다.

수제 화장품은 아무리 최고급 재료로 만들어도 가격이 싸다. 광고하느라고 이나영이나 전지현 같은 스타를 쓸 필요가 없으니 가격이 몇 배나 부풀려질 이유가 없다. 또 만들어 써보면 피부가 이전보다 훨씬 좋아지는 걸 실감하게 되니 이보다 더 좋은 화장품은 없다는 결론이 나게 된다.

물론 이렇게 말해도 바쁜 세상에 언제 화장품 같은 걸 만들어 쓰느냐고 하는 여성들은 그냥 사서 쓰면 된다.

웰빙에 관심이 많고 부지런한 여성들만 이런 글에 반응하는 걸 알고 있다. 실제로 기초 화장품 몇 가지만 만들어 써보면 파는 화장품 같은 건 찾지 않게 된다.

스킨을 가장 간단하게 만들려면 녹차를 진하게 우려내서 식힌 후 냉장고에 넣고 쓰거나 와인을 물로 희석해서 냉장고에 넣고 세안 후 바르면 된다. 이걸 좀 오래 쓰려면 프로폴리스 같은 자연 방부제를 한 두 방울 떨어뜨리면 된다.

로션은 물과 기름이 들어가야 하는데 이 두 가지가 잘 섞이게 하려면 유화제를 넣어야 하지만 그게 꺼림칙하다면 정종이나 와인 같은 술을 넣는다. 이 경우에는 물과 기름이 웬만큼 섞이도록 하는 역할을 해준다. 단, 쓸 때마다 흔들어야 잘 섞여서 쓰기에 좋다. 좀 더 고급으로 만들고 싶으면 여기에 아로마 오일을 첨가하면 된다.

미인의 원조인 클레오파트라는 나일 강 진흙 한줌에 우유와 꿀을 섞은 머드팩으로 고운 피부를 가꾸었다고 한다. 이제 100퍼센트 천연 화장품이 그녀의 전유물 일수만은 없다.

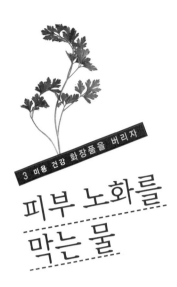

피부 노화를
막는 물

사극하면 빼놓을 수 없는 것이 여주인공들의 목욕 장면이다. '황진이', '여인천하', '왕의 여자', '장희빈', '다모', '서동요', '신돈' 등에서 여주인공의 목욕 장면이 없으면 왠지 허전하게 느껴질 만큼 경쟁적으로 목욕 장면을 내보낸다.

중요한 것은 목욕 장면이 나온 사극은 한결같이 사랑을 받았다는 점이다. 애초 시청자들의 시선을 잡아끌기 위한 연출자의 다분한 의도를 엿볼 수 있는 대목이지만, 아름다운 여인의 몸은 물과 떼려야 뗄 수 없는 관계인 것만은 사실이다.

마시는 물, 씻는 물, 바르는 물 모두가 젊음과 아름다움을 위해서 꼭 필요한 것들이다. 노화 작용은 사람의 몸에서 물을 점점 잃어가는 과정이라고 해도 과언이 아니다.

사람의 몸은 65퍼센트가 수분으로 이루어져 있다. 세포도 50퍼센트가 물이기 때문에 젊은이의 피부는 늘 윤기 있고 탄력 있어 보인다. 그러던 것이 노화로 인해 피부 조직에 수분이 서서히 줄어들면서 피부는 건조하고 거칠어지며 잔주름이 늘어난다.

피부뿐만 아니라 몸에 물이 부족해지면 인체는 스트레스를 받는다. 이렇게 되면 호르몬들이 과다 분비되면서 몸속의 수분을 상당량 써버리게 되고 인체는 스트레스와 싸울 힘을 잃게 된다.

수분 부족으로 면역력이 저하되면 쉽게 노화할 수밖에 없다. 따라서 건강과 젊음을 유지하려면 물을 많이 마시고 잘 씻고 잘 발라야 한다.

물은 하루에 8잔 정도 마시는 게 좋다. 물을 많이 마시면 좋은 이유 중에 하나가 체내에 있는 발암물질이라든지 유해물질을 희석시킨다는 것인데, 물을 많이 마셔 농도를 묽게 해주면 피해는 훨씬 줄어든다는 논리이다.

그 밖에도 신선한 채소와 과일이 든 질 좋은 물을 섭취해야 한다. 채소와 과일의 수분에는 비타민과 미네랄이 듬뿍 녹아있기 때문이다.

수돗물은 잘 끓여서 마셔야 하는데, 볶은 보리차나 옥수수차 같은 탄화 곡식을 물에 한줌 넣고 뚜껑을 연 채 15분 이상은 끓여야 먹을 만한 물이 된다. 중금속과 이물질이 탄화 곡식에 흡착되어 걸러지고 수돗물의 염소가 날아가기 때문이다.

물 대신 커피 같은 카페인 음료를 통해 수분을 섭취하는 것은 좋지 않다. 특히 아침에 일어나자마자 커피를 마시는 것은 건강에는 물론 미용에 아주 나쁘다. 카페인이 위를 자극할 뿐 아니라 탈수 작용을 일으켜서 오히려 수분 부족 상태로 만들기 때문이다. 게다가 커피는 몸속의 칼슘을 빠져나가게 하기 때문에 젊은 나이에 골다공증 같은 노화 현상을 불러올 수 있다.

물은 빈속에 마시는 것이 가장 좋다. 특히 아침에 일어나 빈속에 마시는 물은 위와 장벽에 잔존하는 노폐물을 씻어내 위와 장의 기능을 촉진시킨다.

우리 몸에 물을 가장 많이 보충해야 하는 시간은 오후 3시부터 7시 사이인데 이때가 방광과 신장의 시간이기 때문이다. 그러나 저녁 7시 이후에는 물을 많이 마시지 않는 것이 좋다. 몸속에 수분이 정체되기 쉽기 때문이다.

목욕도 노화 예방에 큰 도움이 된다. 혈액순환을 촉진하여 몸 안의 노폐물을 빠르게 제거하는 한편 신진대사를 활발하게 하고 분비 기능을 조절하여 살결을 곱고 싱싱하게 만들어주기 때문이다.

특히 더운 물과 찬물에 번갈아 하는 냉온욕은 혈관의 확장과 수축을 반복하게 해 노폐물이 더 잘 배출된다. 냉온욕은 스트레스 호르몬인 코티솔의 분비를 훨씬 줄여 항스트레스 효과가 크다.

화나는 일이 생겨 참기 힘든데 냉온욕을 할 형편이 아니라면 화장실로 달려가 소매를 걷어붙이고 팔꿈치부터 팔목에 차가운 수돗물을 흘려보자. 스트레스 때문에 산성화된 혈액을 회복시키는데 도움이 된다.

대야에 물을 담고 소금을 한줌 넣어 발을 담그고 있는 족욕도 노폐물 제거와 혈액순환에 큰 도움이 된다.

족욕은 뜨겁다 싶은 온도에서 20분 정도가 적당하고 저녁에 하는 것이 좋다. 감기 예방과 치료에 큰 효과가 있다.

겨울에는 여름철처럼 자주 목욕을 하면 피부가 건조해져서 가려움증이 생길 수 있다. 미역이나 다시마 같은 해초를 욕조에 넣고 그 물로 씻으면 알레르기성 피부를 진정시켜 가려움증이 완화된다. 또 레몬 목욕이나 유자 목욕도 혈행을 촉진하고 감기 예방과 냉증 제거에 도움이 된다.

사람의 몸에서 혈액과 체액의 순환 기능이 제대로 이루어진다면 아름다움과 젊음을 유지할 수 있지만, 외적인 꾸밈보다는 신체와 피부가 갖고 있는 자연치유력을 높이는 일이 중요하다. 그러기 위해서는 무엇보다 물을 많이 마시고 평소에 수분을 충분히 공급해주는 것이 가장 좋다.

노화가 몸속에서 수분이 상실되는 과정을 말하는 것이라면 절대 물을 우습게 여기지 말고 그 어떤 보약보다도 우선이라는 인식을 갖는 게 중요하다.

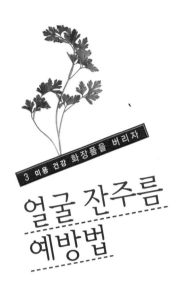

얼굴 잔주름
예방법

'나는 주름살 수술 대신 터키로 여행 간다'는 재미있는 책 제목을 보면서 내가 아는 여성들은 수술과 여행 중에 어느 쪽을 택할까 궁금해졌다.

'원초적 본능 2'에서 경이로울 정도로 젊은 모습을 보여준 샤론 스톤의 팽팽함이 실은 화장발이었음을 증명하는 사진이 실렸다. 전문가들이 분장으로 씌우지 않은 그녀는 50대의 여자답게 얼굴에 잔주름이 자글자글한 상태였다.

할리우드 스타들이 다들 보톡스로 가짜 젊음을 자랑하는 것과 달리 샤론 스톤은 보톡스나 수술 대신 터키로 가는 쪽을 택한 모양이다.

그래서 터키로 가는 쪽을 택한 여성들이 집에서 쉽게 할 수 있는 잔주름 예방법을 귀띔해주려고 한다. 물론 이건 수술처럼 극적인 효과를 기대할 수는 없지만 그래도 괜찮은 방법들이다.

요즘 보면 누런 호박들이 집집마다 한두 개씩 베란다에 놓여 있다. 죽

끓여 먹으려고 시골에서 얻어온 것이 아닐까 싶다.

호박은 비타민 E가 꽤나 많으며 소화가 잘 되고 이뇨작용이 있어서 소변도 잘 보게 한다. 이 정도 쯤은 거의 아는 사실이겠지만 호박을 얼굴에 바르는 건 잘 모를 것이다.

호박으로 죽을 쑤면서 찹쌀가루나 새알을 넣기 전에 몇 국자 떠내서 병에 담아 냉장고에 보관하고, 저녁마다 얼굴에 발라주면 아주 좋은 화장품이 된다. 호박이 피부의 묵은 각질을 부드럽게 제거해주고 피부를 촉촉하게 만들어 주름이 잘 생기지 않게 해주는 것이다. 게다가 입에 들어가면 달콤하기까지 하니 많이 발라도 전혀 지장이 없다.

얼굴 피부가 건조해져서 자칫 허연 각질이 일어나고 주름이 잘 생기는 겨울철에 특히 잘 맞는 것이 호박 로션이다. 호박이 없다면 마늘을 이용해보는 것도 괜찮다.

깐 마늘에 꿀을 부어 3주일쯤 두면 맑고 노란 즙이 생긴다. 이 즙을 얼굴에 발라주면 잔주름이 자글자글 생기는 것을 막을 수 있다.

팩을 원한다면 밤 속껍질을 가루 낸 것을 사서 꿀에 개서 얼굴에 펴 발랐다가 꾸덕꾸덕 해지면 씻어내는데, 얼굴이 하얗게 되는 효과까지 덤으로 얻게 된다.

겨울철에는 공기 중에 습도가 낮기 때문에 얼굴이 건조해진다. 실내 습도를 높이기 위해 젖은 빨래를 걸든지 가습기를 틀든지 해서 피부가 마르지 않도록 해주는 것이 중요하다. 직장에 다닌다면 작은 스프레이 통에 물을 넣어 수시로 얼굴에 뿌려주는 것도 괜찮다.

세안을 비누로 하면 피부가 더 건조해지기 쉬운데 비누기를 씻어낸 다음 꿀이나 흑설탕 시럽을 얼굴에 문질러준 다음 씻어내면 훨씬 촉촉해진다.

주름은 얼굴의 근육과 직각방향으로 생긴다. 그래서 주름이 생긴 방향과 직각으로 문질러주면 주름 예방 마사지가 된다. 이마는 세로로 문지르는데 아래에서 위쪽으로 문지르고 뺨은 입가에서 눈꼬리 방향으로 대각선으로 문질러주면 된다. 눈가와 입가는 둥글게 문질러준다. 무슨 크림을 바르고 문지르는 것이 아니라 그냥 맨살에 손가락으로 부드럽게 문지르는 것이 최고다. 드라마를 보면서 문지르면 지루하지 않게 20분쯤 문지를 수 있다.

이정도의 노력만 기울여도 다른 사람보다는 좀 젊게 보일 수 있으니 이제 마음의 터키로 떠나볼 궁리나 하자.

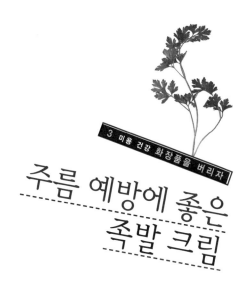

주름 예방에 좋은 족발 크림

몇 해 전 금 돼지해라고 유난히 야단법석을 떤 때가 있다. 실상은 금이 아닌 붉은 돼지해라고 하지만 사람들은 돈을 상징하는 금이라는 말에 매료되어서 부자 될 꿈을 꾸고, 내가 못되면 자식이라도 부자로 만들려고 출산계획을 세웠다.

알고 보면 돼지만큼 멸시받는 동물도 없다. 미련하다, 더럽다, 욕심 많다는 사람은 다 돼지다. 그런데 사실 돼지는 미련한 게 아니라 오히려 예민해서 스트레스를 잘 받는 동물이며 깨끗한 곳을 좋아하는 깔끔한 동물이다.

그리고 맛있는 음식을 잔뜩 집어넣어 목구멍까지 차도록 먹어대는 사람에 비해 돼지는 위장의 80퍼센트만 채우는 식욕을 절제할 줄 아는 동물이다. 결국 우리는 이유 없이 돼지를 경멸해온 셈이다.

우리가 흔히 먹는 돼지고기는 소화와 흡수가 잘 되고 단백질이 많으며 칼륨을 비롯한 미네랄이 많고 특히 철분이 풍부해서 빈혈이 있는 여성들에게 좋다.

돼지고기에는 비타민 B1이 많은데 겨울철에는 이 비타민이 더 많아져서 쇠고기보다 10배 정도가 되니 비타민 B1을 제대로 섭취하려면 겨울철 돼지고기만큼 버금가는 게 없다. 또 뇌신경을 구성하는 필수 지방산이 많아서 머리를 많이 써야 하는 수험생에게 좋고, 어르신들의 치매 예방에도 도움을 준다.

돼지고기 기름은 녹는 온도가 낮아 몸속의 중금속을 흡착해서 배출시키는 효능이 있다고 해서 운전기사나 광부들이 예로부터 즐겨 먹었다.

흔히 고사용으로 쓰이는 돼지머리는 아이의 기억력 발달에 좋고 뇌신경 쇠약에도 좋다. 돼지 간은 악성 빈혈에 약이 되며 시력에도 도움이 된다.

콩팥은 두충과 함께 끓여 요통에 쓰고 췌장은 황기, 옥수수 수염, 구기자 등과 달여 먹으면 당뇨에 좋다.

돼지 쓸개는 대장 기운을 도와주어서 습관성 변비를 고쳐주는데 민간요법으로 산후조리에 쓰기도 한다.

출산 후 쓸개에 술을 넣어 끓인 뒤 꿀을 넣어 마신 다음 헌 이불을 머리 위까지 덮어쓰고 한 시간쯤 땀을 푹푹 내면 나쁜 독소들이 빠져서 산모가 건강해질 뿐 아니라, 산후조리를 못해서 생긴 병을 고치는데도 더없이 좋다고 알려져 있다.

나 역시 어머니의 강권에 못 이겨 이걸 먹어보았는데 진짜 쓴맛이 바로 이런 것이구나 하는 것을 통렬하게 느꼈다. 그래도 그때 쓴맛을 본 덕분인지 남들처럼 손발이 차다 어쩌다 하는 식의, 산후 조리를 못해서 생긴 병은 겪지 않았다.

돼지 족발은 산후 젖이 잘 안 나올 때 좋은 효과가 있는데 나는 이걸 화장품으로 권하고 있다.

족발을 푹 끓인 후 건더기는 건져서 양념을 해 맛있게 보쌈으로 먹고 졸여진 국물은 냉동실에 넣어두고 조금씩 덜어내어 크림처럼 얼굴에 바르면 되는데, 콜라겐이 풍부한 이 족발 크림은 주름 예방에 그만이다.

그래서 굳이 금 돼지가 아니어도 돼지는 사람에게 온몸을 바쳐서 주기만 하는 동물이다.

돼지처럼 욕심 많다는 말은 이제 하지 말자. 돼지 앞에 금을 붙인 우리 인간들이야 말로 욕심이 끝도 없는 존재다.

돼지처럼 억울한 소리를 들으면서도 묵묵하게 주기만 하는 인생은 성인이다. 돼지처럼 남이 먹어주는 사람이 된다면 최고의 인생이다.

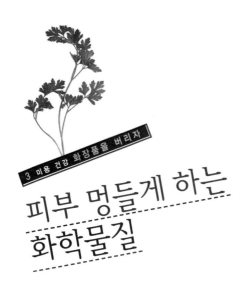

피부 멍들게 하는
화학물질

자녀의 결혼식에 시어머니나 친정어머니가 신부화장을 하고 나타나는 모습을 흔히 본다. 내 미모가 이 나이에도 죽지 않았다는 것을 보여주려는 심사인가 싶다.

그러나 딸의 결혼식에 화장을 전혀 못하고 민얼굴로 가야 하는 여성도 있다. 그녀는 예전에 피부 트러블이 생겼을 때 스테로이드제를 많이 바른 부작용으로 피부가 과민해져서 어떤 화장도 할 수 없게 되어버렸다.

로션이든 뭐든 바르기만 하면 피부가 벌개지면서 뒤집어지기 때문에 중년의 나이에 늘 민얼굴로 다녀야 하는데 결혼식장조차 부스스한 민얼굴로 나타나야하니 이만저만 속상한 것이 아니었다.

스테로이드제가 무서운 건 이렇게 피부를 통해 스며들어서 두고두고 심한 부작용을 일으키기 때문이다. 그런데 스테로이드제뿐만 아니라 피부로 들어가는 독은 한두 가지가 아니다. 온갖 세제와 화장품, 모발용품 등에 들어가는 계면활성제를 비롯한 화학 첨가물들이다.

계면활성제가 피부에 묻으면 피부세포를 파괴해서 피부 속으로 들어가는데 이때 다른 화학성분들도 같이 들어가서 몸속에서 독이 된다.

독이 되는 많은 물질이 입으로 들어가지만 입으로 들어간 독은 소화기를 거쳐 간으로 가서 해독작용을 통해 제거되는 비율이 90퍼센트에 이를 정도로 높다.

그런데 피부로 들어간 독은 바로 혈액과 림프액으로 들어가 온몸에 퍼지면서 세포를 파괴하고 암을 비롯한 여러 가지 질병을 일으키며 나머지 화학물질은 피하지방에 저장된다.

원래 피부의 바깥쪽에는 몸에 나쁜 성분이 들어가는 것을 막는 방어막이 있다. 그런데 계면활성제가 피부에 닿으면 이 방어막이 파괴되면서 몸에 해로운 적군들이 마구 쳐들어와도 무방비 상태가 되는 것이다. 또 지방성 화학물질이 피부에 닿으면 피부의 지질과 융합되어서 세포막을 파괴하고 아무 저항도 없이 몸 안으로 침투해 들어가는데 막이 파괴된 세포는 죽어버린다.

이런 피부 침투작용을 높이기 위해 화장품이나 연고 등에 쓰이는 물질이 프로필렌글리콜이라는 것이다.

물질의 흡수율은 피부의 온도와도 관계가 있는데 피부 온도가 10도에서 37로 상승하면 물질의 흡수는 10배가량 높아진다. 그래서 사우나나 찜질방 같은 곳에 가서 몸을 뜨겁게 만든 상태에서 보디제품과 헤어제품 같은 화학용품을 쓰면 그만큼 흡수가 많이 되어 오히려 몸에 나쁘다는 것을 알아야 한다.

나이로 보면 아직 몸에 면역력과 방어체계가 덜 형성된 아기나 면역력이 떨어진 노인들이 흡수율이 훨씬 높다. 그래서 세탁 후 세제성분이 남아 있는 옷을 아기에게 입히면 이것도 해가 된다.

임신했을 때 이렇게 엄마의 몸에 축적된 화학물질이 아기에게 영향을 끼치기 때문에 태어난 후 바로 아토피 같은 질병이 나타날 수도 있다.

주방, 욕실, 세면대, 화장대 등에서 많은 화학물질이 피부를 통해 몸으로 침투해 들어오고 있지만 눈에 보이지 않기 때문에 우리는 너무 무심하게 씻고 문지르고 바르면서 살고 있다.

독사의 독이나 전갈의 독은 무서움의 대상이 아니다. 오히려 이런 독들은 항암제로 쓰이고 있으니 자연의 독들은 약이 되는 것이 많다.

사람이 만든 화학제품이야말로 양의 얼굴을 가진 늑대와 같은 독이다.

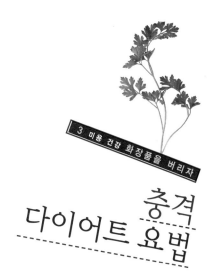

충격
다이어트 요법

영화 '미녀는 괴로워'는 뚱뚱하고 못생긴 여자인 한나가 성형수술과 비만관리로 예쁘고 날씬한 신데렐라가 되는 과정을 통해 '여자에게 아름다움은 무엇인가'라는 질문을 던졌다.

미인은 무엇을 잘못해도 용서받는 것을 종종 본다. 예전에 비행기 폭파범인 북한의 스파이가 청순한 미모를 지닌 여자라는 사실 때문에 그녀의 죄에 대한 미움이 흐려졌고 그녀를 봐줘야 할 것 같은 분위기가 적지 않았다.

'원초적 본능'의 샤론 스톤도 무서운 살인마이지만 형사들은 그녀의 뇌쇄적인 매력 앞에 사족을 못 쓰고 그녀가 살인마라는 사실을 부인하고 싶어 한다.

미인에 대한 너그러움과 혜택이 너무 많기 때문에 여자들이 미인이 되려는 것은 어쩌면 당연한 일이고 누구도 그것을 비난할 수는 없다.

그러나 영화는 95kg의 한나가 48kg의 제니로 변신하는 모습을 야수와 미녀처럼 대비해 보임으로써 영화의 메시지와는 다르게, 그렇지 않아도 성형 열기로 가득 찬 우리 사회를 더 그쪽으로 몰아가지 않을까 걱정이 됐다.

미의 기준과는 거리가 먼 얼굴을 가진 사람이 열등감 때문에 살아가기가 힘들다면 성형수술로 자신감을 회복하는 것은 누가 뭐랄 수는 없다. 하지만 크게 열등감을 느낄 정도의 얼굴이 아닌데도 그에 대한 자존감을 가지지 못하고 성형만 하면 하루아침에 신데렐라가 될 것이란 환상을 가지는 것만큼 위험한 것은 없다. 선풍기 아줌마도 이런 환상 때문에 망한 사람이다.

비만도 그렇다. 실제로 전혀 비만이 아닌 여성들이 비만관리를 받는 숫자가 실제 비만한 여자보다 더 많다고 한다. 해골에 가까운 모델 타입에 자기 몸을 맞추려 하기 때문이다. 비만관리는 한나처럼 정말 몸무게 때문에 힘든 사람들이 해야 하는 것이다.

영화에서는 그녀의 몸에서 지방을 수십 번 빼낸 모습을 보여주지만 실제로 지방 제거만으로는 비만이 해결되지 않는다. 철저한 식이요법과 운동만이 다이어트의 해법인 것이다.

그런데 다이어트를 해야 한다고 말은 하지만 그걸 실천에 옮기는 것이 사실은 가장 어려운 일이다.

강한 동기유발 요인이 없으면 독한 마음을 먹기가 힘들다. 비만이 심할수록 자포자기 상태라 결심하기가 더 어렵다. 그래서 충격요법이 필요하다.

한나는 사랑하는 남자가 자기를 모욕하는 말을 엿듣고 충격을 받아 변신을 결심했다. 가족이 아무리 잔소리를 해도 소용이 없고 자존심의 밑바닥을 건드리는 사건이 생겨야 한다.

130kg나 되는 거구를 지닌 어느 대학생 청년은 밤중에 가족 몰래 라면에 햄과 각종 재료를 넣어 부대찌개를 한 냄비 끓여먹고 새벽에 배가 고프면 24시간 해장국집에 가서 곱빼기를 사먹고 들어올 정도로 못 말리는 식신이었다.

헬스클럽에 가도 운동 대신 어슬렁거리며 시간만 보내다 돌아오니 살이 빠질 리가 없었다.

그러던 어느 날, 그가 학교에서 마음에 드는 여학생에게 말을 걸었지만, 정작 그 여학생은 자기 타입이 아니라 거절할 구실을 찾느라 며칠을 고민했다. 그리고 며칠 후, 그 청년에게 경멸하는 표정으로 그 여학생은 "우리 학교에 너 같은 괴물이 있었니?"라는 치명적인 말을 날려버렸다.

충격으로 한 달을 학교에도 못가고 방에만 틀어박혔던 청년은 마침내 다이어트를 시작했는데 일곱 끼니를 세 끼로 줄이고 간식도 끊고 그렇게도 하기 싫던 운동도 시작했다.

일 년이 가깝도록 이를 갈며 다이어트를 한 결과, 그는 이제 정형돈보다 날씬한 몸이 됐다. 그리고 성형수술로 정체성을 잃어버려 미녀는 괴롭다고 한 한나와는 달리 그 청년은 '미남은 즐거워'의 인생을 살게 된 것이다.

만일 청년에게 그 여학생의 충격적인 말이 없었다면, 그는 아마도 지금까지 그 거구의 몸을 이끌며 24시간 해장국집을 전전했을 것이다.

말이란 독이 되고 약이 된다고 했지만, 때로는 상대방을 기절시킬 정도의 치명적인 말도 약이 될 수 있음을 자명하게 보여준 사례가 아닌가 싶다.

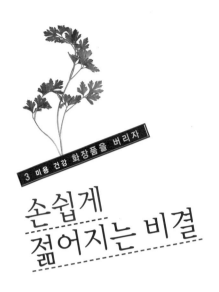

손쉽게
젊어지는 비결

옛날에 산후 몸조리를 잘못해서 그 후유증으로 몸져누운 어머니가 있었다. 아들은 죽어가는 어머니를 위해 천신만고 끝에 어떤 풀을 구해서 달여 드렸는데 어머니의 병이 씻은 듯 나았다는 전설의 고향 한 토막.

그러나 이건 허황된 전설이 아니라 어머니를 돕는다는 뜻의 이름인 익모초가 탄생된 배경이다. 실제로 익모초는 여성의 몸을 따뜻하게 해주고 위와 자궁을 튼튼하게 한다. 자연히 피부도 좋아질 수밖에 없다. 접시꽃도 갖가지 부인병에 효과가 좋은 풀이다.

강가에 가면 매우 흔한 줄풀은 잎이나 뿌리를 말려 끓여 먹으면 노화를 막고 이것을 끓인 물에 목욕을 하면 피부 속 독소가 다 빠져 피부가 몰라보게 고와진다.

가을에 익는 빨간 저실 열매를 따서 말려 가루로 만들어 먹으면 주름살을 예방하고 노화를 늦춘다.

검은 나팔꽃 씨앗을 가루로 만들어 바르면 기미 제거 기능이 있다. 여름에 도꼬마리풀을 따서 짓찧어 얼굴에 바르면 역시 기미에 좋다. 옥잠화가 한창일 때는 이슬 맺힌 꽃을 따서 그 즙을 바르면 칙칙한 피부를 맑게 만든다.

흔한 민들레를 따서 우유와 오이즙 등을 섞어 바르면 피부가 희게 되고 검버섯 등도 엷어진다. 덩굴풀인 왕과 줄기를 자르면 나오는 물은 미용수로 쓰면 그만이다.

서양 풀에도 약초가 많다. 제라늄은 피부 부조화로 나타나는 여러 가지 증상에 효과가 있고, 쌉쌀한 향미의 히솝은 폐 기능을 강화시켜 피부를 도와준다. 샌들우드는 건성피부를 촉촉하게 해주고 주름살을 완화시켜주는 효과가 있다.

이 외에도 우리 주변에 있는 풀 중에는 이로운 것들이 수없이 많다. 약 대신 풀과 친해지면 건강도 젊음도 다가온다.

간식을 즐기는 여성치고 피부가 좋거나 몸매가 날씬한 경우는 별로 없다. 간식에는 주식 이상으로 칼로리가 높은 것들이 많을 뿐만 아니라 기름이나 설탕같이 혈액을 산성화시키는 재료가 들어가기 때문이다.

밥을 잘 먹지 않으면서 과자는 늘 달고 다니는 여성은 건강마저 문제가 있다. 몸에 필요한 영양소가 결핍되기 쉬운 까닭이다.

밥을 제대로 챙겨 먹으면 간식 생각이 별로 나지 않는 법이다. 그러니 간식을 줄이려면 우선 세끼 밥을 잘 먹어야 한다.

그래도 뭔가를 주전부리하고 싶다면 빵이나 과자 대신에 씨앗을 먹자.

호박씨나 해바라기씨, 달맞이꽃 씨 등에는 비타민과 여성호르몬, 그리고 항산화 효소가 풍부하게 들어 있어 젊음을 지켜주는 역할을 한다. 뿐만 아니라 식욕을 억제하는 물질이 있어서 몸매 관리에도 좋다. 이 물질은 뇌의 세로토닌 양을 증가시켜 배고프지 않다는 신호를 만들어내기 때문이다. 게다가 보너스로 기분을 좋게 해주는 트립토판 성분까지 있으니 어떤 간식인들 이보다 더 좋을 수는 없다.

세계적으로 유명한 아이스크림 회사의 아들인 존 로빈스는 연 매출이 1조가 넘는 회사의 상속을 거부하고 조그만 통나무집에서 자연식을 하며 살고 있다. 가장 인기 있는 간식인 아이스크림 대신에 그는 과일과 견과류 등을 먹고 있다. 입맛 대신에 건강을 선택한 것이다. 그러니 우리도 도넛이나 아이스크림, 감자칩 따위는 이제 잊어버리자.

하지만 가끔씩 초콜릿을 먹어줘야 하는 여성들이 있다. 생리가 가까워지면 헛배가 부르고 두통이 오며 신경질적이 되는 여성들이다.

초콜릿에 많이 든 마그네슘은 이런 생리 전 증후군을 완화시켜 준다.

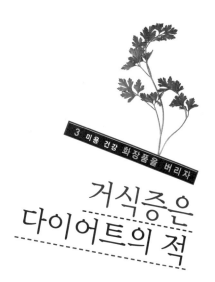

거식증은
다이어트의 적

어느 방송프로에 출연한 가수 화요비가 자신의 몸무게에 대한 과도한 스트레스로 폭식증을 경험했다고 털어놓았다. 그녀는 갑자기 불어난 몸무게 때문에 스트레스를 받아 우울증을 겪었고, 그 때문에 폭식증까지 경험했다는 것이다.

주변에는 폭식증과 거식증을 호소하는 사람들이 많은데 이는 다이어트 때문에 스트레스를 받거나 우울증에 걸린 여성들에게서 자주 나타나는 질병이다.

폭식증은 한 번에 집중적으로 많은 양의 음식을 먹으며 배가 부른 데도 먹는 것을 멈출 수 없는 상태를 말하고. 반면 거식증은 마른 몸을 가지고 있음에도 불구하고 비만에 대한 극심한 두려움 때문에 먹는 것을 꺼리는 것을 말한다.

거식증은 처음에 단순한 식욕부진과 비슷한 증상에서 출발하지만 차츰 음식을 소화시키지 못하고 구토를 하게 된다. 거식증 환자들의 대부분은 극심한 다이어트로 인해 마른 몸매를 가지고 있지만 자신들을 뚱뚱하다고 생각하곤 한다.

거식증으로 31kg까지 말라 미라같이 보이는 프랑스의 여성모델이 광고에 등장했다. 뼈만 남은 그녀의 누드 사진은 너무 참혹했고 저러다 곧 죽지 않나 싶은 생각이 들 정도로 끔찍한 느낌을 주었다. 다이어트가 우상이 된 요즘 젊은 여성들의 병든 의식을 상징적으로 보여주는 사진이었다.

탐욕이란 '조금 더'를 의미한다. 체중을 조금 더 빼겠다는 것 역시 탐욕이다. 비만해진 사람이 그동안의 과식과 게으름을 반성하고 올바른 다이어트를 하는 것은 탐욕이 아니지만, 정상체중인데도 매스컴에 나오는 누구만큼 가는 몸매가 되기 위해 조금 더 욕심을 내며 다이어트를 한다면 그것이 탐욕인 것이다.

탐욕을 위해 굶는 존재는 지구 상에 사람밖에 없다. 대책 없이 밥을 굶으면 몸에서 단백질을 비롯한 영양분들이 소모되면서 공급은 되지 않으니 근육이 소실되고 빈혈이 오며, 젊은 나이에 골다공증까지 생기고 생리 이상도 일어나 심하면 불임까지 된다. 물론 피부도 거칠어지고 혈색이 나빠진다.

이런 상태로는 삶에 의욕이 생길 수가 없다. 그러다 보니 어느 한계에 이를 때 폭식을 하고, 먹고 나면 죄책감이 들어서 토해내는 일이 반복되면서 거식증 환자가 되어가는 것이다.

이미 여러 나라에서 깡마른 모델들이 거식증으로 인한 영양실조로 여럿 죽었다. 다이어트를 해도 제대로 알고 해야 힘들지 않고 건강도 지켜가면서 할 수 있다.

다이어트란 굶는 게 아니라 조금 덜 먹는 것이다. 단, 칼로리는 줄이더라도 영양은 줄이지 말아야 한다.

아침에는 기름기가 없는 담백한 음식으로 먹는데 밥이 부담스러우면 죽과 과일 같은 것도 좋고, 점심은 먹고 싶은 만큼 먹되 슬로푸드로 선택하며, 저녁은 두부와 채소 같은 소화가 잘 되고 칼로리는 낮은 메뉴로 하면 좋다. 이렇게 칼로리가 낮은 식사를 하면서 저녁에 30분씩만 걸으면 다이어트에 좋은 효과를 기대할 수 있다.

어떤 이는 아침을 굶는 것이 몸에 더 좋다고 하고, 어떤 이는 아침을 꼭 먹어야 한다고 하는데, 굶더라도 아주 굶지 말고 주스 한 잔이라도 마시는 게 좋으며 오전 중에 허기가 지고 그로 인해 점심때 과식을 하게 된다면 차라리 아침을 먹는 것이 낫다.

'조금 더'가 탐욕이라면 '조금 덜'은 절제다. 먹는 것에 절제를 할 수 있는 사람은 다른 것들도 절제를 할 수 있다.

특강을 하러간 어느 강사가 주최 측에게 저녁대접을 받았는데 좋아하는 음식이 나와서 과식을 했더니 저녁 강의 중에 속이 뒤틀리며 화장실 가라는 신호가 몸에서 계속 왔다.

그래도 강의 중이라 진땀을 흘리며 참다가 도저히 안될 것 같아서 잠시 실례를 하고 후다닥 화장실에 가서 일을 보고 왔는데, 청중들이 웃음을 참는 표정이 심상치 않아 살펴보던 강사는 그제야 옷깃에 꽂혀 있는 무선 마이크가 자신의 설사 상황을 그대로 중계했다는 것을 알았다.

탐욕의 결론은 '쪽팔림'이라는 것을 요즘 신문의 사건에서도 많이 본다.

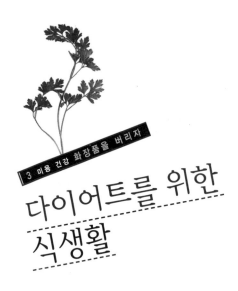

다이어트를 위한 식생활

　　　　　　육식보다 채식을 선호하는 사람들이 늘고 있는데 이는 건강을 챙기는 식생활의 변화라고 볼 수 있겠다.

　특히 다이어트를 위해서는 육식보다는 채식을 하는 것이 좋다는 것은 누구나 아는 사실. 칼로리가 낮을 뿐만 아니라 비타민과 무기질을 비롯한 각종 영양소가 풍부하기 때문이다.

　흔히 날씬한 몸매와 건강한 피부를 위해서는 채소와 과일을 충분히 먹는 것이 권장되지만 채소와 과일도 종류에 따라서 칼로리는 물론 포함하고 있는 영양소에도 차이가 있다.

　일반적으로 채소와 과일은 칼로리에 비해 포만감을 주며 각종 영양소가 풍부해 다이어트를 위해 권장하고 있다. 하지만 당도가 높은 과일은 생각보다 칼로리가 높을 수 있다

　수분함량이 높은 채소와 과일일수록 칼로리가 낮은 반면, 당도가 높을수록 칼로리가 높아지는 것은 당연하다. 채소와 과일은 육류에 비해 칼

로리가 낮지만 종류에 따라 칼로리 차이가 적지 않다. 그러니 다이어트를 하는 사람이라면 채식이라고 무조건 선호하기보다 칼로리와 영양소에 대해 좀 더 알고 적절히 섭취를 하는 것이 좋겠다.

같은 70g이더라도 오이나 양상추, 배추, 그린 파프리카의 경우 모두 10kcal 미만이지만 당근이나 단호박, 애호박, 새송이 버섯, 콩나물, 브로콜리, 양파 등은 모두 20kcal가 넘는다.

시금치나 호박잎, 시금치, 양파 등은 비타민 C 등 영양소가 풍부하지만 칼로리도 다른 채소에 비해 높은 편이다.

같은 채소라도 생으로 먹는 것보다는 나물로 먹을 경우 칼로리가 높아진다. 나물류 또한 종류와 조리 방법에 따라 칼로리는 매우 큰 폭으로 차이가 난다.

나물 80g을 기준으로 했을 때 미나리나물이나 미역나물, 숙주나물 등은 20kcal 미만이지만 도라지나물은 120kcal, 더덕무침은 75kcal에 이른다. 고사리와 시금치, 깻잎 등의 나물류도 다른 나물에 비해 칼로리가 높은 편이다.

다이어트 중이라면 나물을 짜지 않게 간하고 기름에 볶는 것보다 데치거나 삶는 조리방법이 좋다.

과일의 경우 채소에 비해 당도가 높기 때문에 칼로리 또한 높은 편인데 특히 바나나를 비롯한 열대 과일이 칼로리가 높다.

지나치게 칼로리를 따져가며 먹는 것은 스트레스를 유발할 수 있지만 칼로리를 이해하고 적절히 섭취한다면 다이어트에 도움이 된다.

그러나 채소와 과일마다 포함하고 있는 영양소가 다르기 때문에 채소와 과일만 섭취함으로써 단기간에 체중감량을 시도하는 것은 잘못된 식습관이다. 단백질과 칼슘의 부족으로 영양상 불균형 문제가 생길 뿐 아니라, 근육 소실로 인해 조금만 먹어도 살이 잘 찌는 체질로 변할 수 있고 결국 요요현상으로 인해 다이어트에 실패할 확률이 높아지기 때문이다.

식단을 다양하게 구성해서 풍부하고 균형 잡힌 영양소를 챙겨먹는 것이 다이어트의 기본이다.

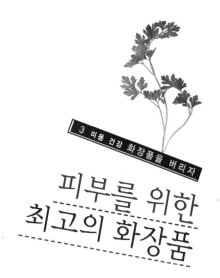

피부를 위한
최고의 화장품

　　자외선에 얼굴과 몸을 태우는 것은 노화를
촉진하는 고속열차를 타는 것이나 다름없다. 살갗을 태우면 약간 섹시해
보일지는 몰라도 그 대가는 엄청나다. 피부암의 최대 원인이 자외선임은
말할 것도 없고 건조, 잔주름, 기미의 원흉이 자외선이니까 말이다.

　햇볕을 많이 쬐지 않을 수 없는 골프를 즐기는 이들은 나이가 들면 또
래보다 주름이 많고 피부가 거칠어질 걸 각오해야 한다.

　이틀에 한 번씩 15분만 강한 햇빛을 쬐도 피부에는 단박 후유증이 나타
난다. 그래서 골프를 즐기다가 피부 때문에 그만둔 여성들이 적지 않다.

　안개나 구름이 낀 날도 안심할 수 없다. 자외선의 80퍼센트는 구름과
안개를 통과하기 때문이다. 그러니 날씨와 상관없이 밖으로 나갈 때는
늘 모자나 양산을 쓰고 자외선 차단제를 바른 후 팔이 긴 옷을 입는 것이
좋다. 자외선 필터가 있는 선글라스도 쓸모 있다.

　피부가 검게 되는 이유는 멜라닌 색소 때문인데, 멜라닌 색소의 본래

역할은 피부를 보호하는 것으로 30세를 기점으로 서서히 줄어들기 시작한다. 그래서 젊을 때는 태워도 금새 회복되던 피부가 나이 들수록 고르게 타지 않고 얼룩덜룩하게 타기 쉽다.

이 멜라닌 색소의 생성을 막는 UV크림은 별로 좋지 않다. 피부가 검게 타는 걸 막기는 하지만 멜라닌이라는 피부 지킴이를 없애 오히려 피부를 약하게 만든다.

반면 선블록 크림은 단순히 자외선을 차단하는 크림이므로 이걸 써야 맞다.

미국의 피부과 의사들이 여성에게 꼭 필요한 화장품은 단 두 개뿐이라고 발표한 적이 있다. 하나는 자외선 차단크림이고 또 하나는 보습해주는 로션이나 크림이라는 것이다. 그 외에 이것저것 바르는 건 피부를 무겁게 만들 뿐이고 별 의미가 없는 것이란다. 그러니 비싼 화장품을 예닐곱 가지나 바른다고 자랑할 것이 없다.

선크림을 바르기 힘든 이들이 있다. 피부가 따갑거나 가려우며 뭔가 나는 민감한 사람들이다. 이런 이들은 천연 자외선 차단제인 참기름이나 토마토, 혹은 쌀겨를 이용하면 된다. 참기름은 세계적으로 유명한 B 화장품의 자외선 화장품에 쓰이는 원료로 피부를 자외선으로부터 지켜주는 항산화 성분이 풍부하다.

거리에 흔한 마로니에 열매도 쓸모 있다. 열매를 으깨어 즙을 내어 바르면 괜찮은 선로션이 된다. 토마토를 갈아낸 즙에 현미유 약간과 우유를 섞어 바르면 쓸 만한 선크림이 만들어진다. 쌀겨에 들어 있는 오리자몰 성분도 자외선 차단기능이 있어서 곱게 갈아 물에 개어 바르거나 쌀

겨기름을 발라도 효과가 있다.

햇볕에 이미 탔다면 뽕나무 뿌리껍질을 삶아서 그 물을 바르면 피부를 희게 회복시켜준다. 그리고 담쟁이덩굴을 즙을 내어 발라도 화끈거리는 피부를 진정시켜주는데 효과가 있다.

피부를 위한 최고의 화장품은 비싼 외제 화장품이 아니라 바로 선블록 크림이라는 것을 알아두자.

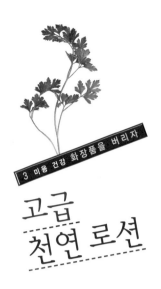

고급
천연 로션

미국의 대표적인 고급 화장품 메이커인 에스테 로더의 창업자인 에스테 여사의 자서전에 이런 에피소드가 있다.

자기 집에서 파티를 하는데 부엌에 둔 영양크림이 없어져서 찾다보니 요리사가 그걸 샐러드 소스로 착각하고 음식에 넣은 것이었다. 그러나 아무도 화장품으로 버무린 샐러드의 맛을 이상하게 여기지 않았고 오히려 칭찬했다고 한다.

그녀는 자기 회사 화장품에는 먹어도 몸에 해롭지 않은 성분만 있기 때문에 그건 전혀 큰일 날 일이 아니었다고 말한다.

그러나 파는 화장품에는 방부제를 비롯한 수십 가지 화학물이 들어가는데 그녀의 화장품이라고 예외일수는 없을 것이다. 자연성분이 들어간다면 화학성분도 역시 들어간다.

정말 먹을 수 있는 화장품이 있다면 그건 직접 만든 100퍼센트 천연성분의 화장품이다. 물론 유통기한이 일반 화장품처럼 길 수는 없다. 냉장고에 넣고 써도 며칠 혹은 일주일이고 길게 가도 한 달을 넘으면 안 된다.

기본적으로 우리가 먹을 수 있는 모든 것은 화장품의 재료로 이용될 수 있다. 채소와 과일을 비롯해 곡물, 해초류, 차 등이 다 재료가 된다.

채소즙 중에서 피부의 산도와 가장 가까운 것이 오이즙이니 그 역시 훌륭한 스킨이 될 수 있다.

모든 채소즙은 다 스킨으로 써도 되므로 부엌에서 채소를 다듬다 남은 부스러기나 채소 삶은 물 등은 버리지 말고 화장품으로 둔갑시키면 된다.

과일도 껍질 안쪽으로 피부에 문지르면 산으로 인해 필링효과가 있는 훌륭한 스킨이 된다. 녹차를 마시다 약간 남겨 그걸 바르면 수렴효과와 진정효과가 있는 멋진 화장수다. 다시마 우려낸 물은 약간 끈적거리는 느낌이 있는데 건조한 피부에는 이게 그만이다.

남성화장수에 알코올이 많이 든 이유는 면도 후 살균을 위해서인데 먹다 남은 술에 물을 약간 타면 이게 남성스킨이다. 얼굴에 뭔가가 잘 나는 피부라면 고삼이나 비파잎을 끓인 물을 식혀두고 바르면 좋다.

우리 피부는 눈에 보이지 않지만 피지막이 세균감염을 막고 수분증발을 막아 보습작용을 한다. 나이가 들면 감소하는 이 피지막을 만들어주려면 기름과 물을 잘 섞어 바르면 된다. 그런데 물과 기름은 절대 섞이지 않는 것들이다. 그래서 이 두 가지를 섞기 위해 술이나 유화제가 필요하다.

만든 화장품이 쉽게 상하는 걸 막으려면 천연 방부제를 넣어주어야 하는데 포도씨 추출물이나 자몽씨 추출물, 프로폴리스 등이 이런 역할을 할 수 있다.

화장을 지우려면 클렌징크림이 꼭 필요한데 부엌에 있는 식용유가 훌륭한 클렌징 역할을 해준다. 식용유는 피부에 혹 조금 남더라도 해가 없으니 안심이다.

　편리함을 추구하는 시대에 이런 화장품을 만들어 쓰는 건 번거롭고 구차스런 일로 보일지 몰라도 한번 만들어보면 좋다는 걸 금방 알 수 있다.

　너무 싸고 피부에 좋은 이 화장품을 못 쓰는 이유는, 게으르거나 화장품 광고가 만든 환상에 넘어가기 때문이다.

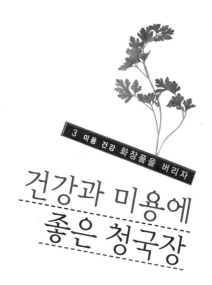

건강과 미용에
좋은 청국장

된장찌개는 잘 먹으면서 청국장은 싫어하는 사람들이 있다. 아마 특유의 냄새 때문이란 생각이다. 청국장은 항암효과와 더불어 각종 성인병 개선 등에도 탁월한 효과가 있는 매우 이로운 식품이다. 그래서 약으로도 손색이 없다는 말이 나올 정도로 우리 몸에 유익한 작용을 한다.

그런데 청국장을 아무리 좋아하는 사람들도 익히지 말고 먹으라고 하면 얼굴을 찌푸릴 것이다. 청국장을 날로 먹으면 그 속에 들어 있는 효소를 고스란히 섭취할 수 있어 좋다.

일본 사람들은 생청국장을 즐겨 먹는데 그 이름이 낫도다. 일본의 호텔에서 제공하는 뷔페 음식엔 낫도가 빠지지 않는다. 그만큼 건강식으로 고급 음식이란 뜻이고 또한 먹어보면 생각보다 맛도 괜찮다.

중요한 건 생청국장에 들어 있는 영양소가 피부를 젊게 만든다는 사실이다.

피부에 대해 얘기할 때 콜라겐이라는 단어가 자주 등장한다. 그만큼 콜라겐은 피부의 노화를 막아주는 중요한 단백질이다. 우리 몸의 세포들이 서로 떨어지지 않도록 붙여주는 접착제인 것이다.

콜라겐은 먹지 않아도 피부밑에서 만들어진다. 하지만 나이가 들면 점점 콜라겐 생산량이 줄어들어 주름이 생기고 피부가 처지게 된다. 화장품 제조회사들이 콜라겐으로 피부를 젊고 건강하게 유지할 수 있다고 요란하게 선전하며 여성 소비자들을 유혹하는 것도 이 때문이다.

식품을 통해서 콜라겐을 섭취할 수 있는 방법이 얼마든지 있다. 바로 청국장을 많이 먹는 것이다. 청국장에는 콜라겐을 구성하는 필수아미노산인 아르기닌과 프롤린이 풍부하게 들어 있다. 게다가 뮤신이라는 점성 있는 당단백질이 피부의 보습력을 높여주어 노화 예방에 그만이다.

필수아미노산은 육류나 어류, 우유, 달걀 등에도 들어 있지만 이런 식품들에는 청국장에만 들어 있는 효소나 뮤신 같은 물질은 없다.

동물성 단백질 식품과는 달리 항암 효과가 뛰어난 청국장은 사서 먹는 것보다도 만들어 먹는 것이 최고다. 시중에 판매되고 있는 청국장은 소금과 양념이 가미되어 있을 뿐만 아니라 수입 콩으로 만든 것이 대부분이기 때문이다.

플레인 요구르트 만드는 기기를 이용하면 생각보다 만들기 쉽다. 만들어서 냉장고에 넣어두고 먹을 때마다 간장과 참기름 한 방울을 쳐서 뜨거운 밥에 비벼 먹으면 색다른 맛을 즐길 수 있다.

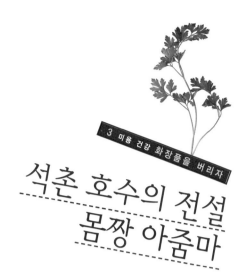

석촌 호수의 전설
몸짱 아줌마

앞이 잘 보이지 않을 정도로 비바람이 몹시
부는 어느 태풍 치는 밤, 석촌 호숫가를 웬 여인이 걷고 있었다.

인적이라고는 없는 호숫가를 걷는 그녀의 긴 머리를 바람이 마구 할퀴
어댔고 얼굴에는 비인지 눈물인지 모를 것이 마구 흘러내렸다. 금방 호
수에서 괴물이라도 튀어 나올 것 같은 분위기였지만 그녀는 비장한 얼굴
로 걷고 또 걸었다.

이렇게 365일을 하루도 빼놓지 않고 밤마다 호숫가를 걸은 그녀는 마
침내 뚱보 아줌마의 허물을 벗어 놓을 수가 있었다.

결혼 당시 43kg의 날씬한 몸매를 자랑하던 그녀는 결혼 후 아기를 낳
으면서 입맛이 엄청 좋아지기 시작하더니 걷잡을 수 없이 몸이 불어나
60kg이 되어 버렸다.

그때부터 입맛을 조절하기 시작했지만 한번 찐 살은 좀체 빠지지 않았
다. 몸무게에 대해 포기 상태가 되자 그때부터 살은 더 찌기 시작해서 마

침내 70kg의 거구가 되었다.

아담한 키에 70kg을 감당하려니 몸의 부작용이 오기 시작했다. 계단을 오르내리려면 무릎에서 삐걱거리는 소리가 났고 무릎이 묵직하니 아파왔다. 혈압이 오르고 머리 꼭대기인 정수리가 노상 아파서 견딜 수가 없었다.

주위의 조롱도 그녀에게 고문처럼 다가왔다. 동서들과 음식을 먹다가 아래 동서가 그만 먹어야겠다고 하면 시어머니는 "애, 쟤가 그만 먹어야지 네가 왜 몸매에 신경 쓰냐?"며 면박을 주는 등 살 때문에 주위사람들로부터 받는 경멸과 모욕은 이루 말할 수 없었다.

그런 어느 날 그녀는 부부가 함께 참석하는 송년회 모임에 남편이 몰래 혼자 간 것을 알았다. 뚱보 아내를 데리고 가기가 창피해서였다.

화가 나서 부들부들 떨던 그녀는 그날 밤 마침내 결심했다. 죽기 아니면 까무러치기로 다이어트를 하기로 말이다.

그녀는 다음날부터 당장 식이요법과 운동에 돌입했다. 오곡밥에다 상추 같은 채소 위주로 식사를 아주 싱겁게 만들어서 먹고 단백질은 콩이나 두부, 기름 없이 구운 생선으로 채우고 일체 커피나 탄산음료, 밀가루 음식을 먹지 않았다. 견딜 수 없이 배가 고플 때는 작은 고구마 2개나 단호박 찜으로 아우성치는 위를 달랬다.

운동은 하루 일을 끝낸 밤에 호숫가를 2시간씩 걷는 것이 전부였는데 비가 오나 눈이 오나 무슨 일이 있어도 걸었다. 그래서 태풍 치는 날까지 걸은 것이다.

배가 고파도 수치 당한 기억을 떠올리며 참고, 운동하기 싫으면 거울에 자신을 비춰보며 채찍질한 그녀는 3개월이 지나자 그때부터 살이 조금씩 빠지기 시작했다.

마침내 10개월이 되면서 살이 7kg쯤 쑥 빠지더니 1년이 되자 10kg이 빠졌다. 그녀는 너무 기뻤다. 보통의 아줌마 체격이 된 것이다.

그러나 그녀는 이에 만족하지 않고 계속 다이어트를 했다. 그때부터는 살이 빠지는 속도가 느려졌지만 근육운동을 병행하고 육류도 조금씩 먹으면서 몸을 탄탄하게 만드는 작업을 했다.

마침내 2년 만에 그녀는 49kg의 아주 날씬한 몸매로 복귀했다. 현재 그녀의 허리는 25인치로 군살 하나 없는 몸짱 아줌마가 되었다. 이전과 달라진 것 중 하나는 예전에는 밖에 있는 남편에게 그녀가 주로 전화를 걸었는데, 이제는 남편이 아내에게 어디 있느냐고 주로 전화를 한다. 날씬하고 예뻐진 아내가 남편을 긴장시킨 것이다.

그래서 오늘도 석촌 호수의 전설이 된 아줌마는 호숫가를 걷고 또 건는다.

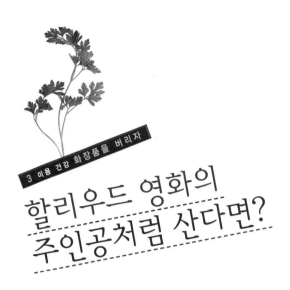

할리우드 영화의
주인공처럼 산다면?

로만 폴란스키의 '피아니스트' 같은 유럽 영화보다 할리우드 영화들이 흥행이 잘되는 이유는 오락성이 강하기 때문이다.

그들은 오락성을 위해서라면 무엇이든 마다하지 않는다. 늘 그렇듯이 할리우드 영화는 과장과 환상으로 가득 차 있다. 그리고 어느덧 우리는 할리우드식 비현실을 당연하게 여기게 되었다.

할리우드 영화에 나오는 삶은 평범한 미국 시민들의 일상과는 거리가 먼데도 우리는 영화 주인공들의 삶을 일반적인 미국인들의 라이프스타일로 쉽게 착각하곤 한다.

영화 속 미국인들의 삶을 살펴보자. 우선 그들에게는 규칙적인 생활이란 없어 보인다. 밤늦게 자는 것은 예사이고 식사는 제때에 하는 적이 거의 없다. 게다가 물을 마시는 장면은 거의 없고 허구한 날 빈속에 커피와 술만 마신다.

짙은 화장을 한 채 잠자리에 드는 건 물론이고 험프리 보가트의 경우

담배를 입에 달고 산다.

잘생긴 남녀는 만나기만 하면 제임스 본드와 본드 걸처럼 섹스로 결론을 낸다. 자동차 핸들만 잡으면 미친 듯이 추격전을 벌이고, 병원은 큰 사고가 나거나 암이 걸려야 가는 걸로 되어 있다.

이런 미국 영화의 영향 때문인지 요즘 사람들의 모습도 할리우드 스타일을 닮아간다. 집에서든 직장에서든 아무 생각 없이 습관적으로 커피를 몇 잔 마시는 것부터가 그렇다.

어떤 여성은 아침에 눈뜨자마자 커피 한 잔으로 하루를 시작해서 온종일 대여섯 잔을 마셔야 된다고 한다. 기름진 음식을 많이 먹는 미국인들이 마시는 커피의 양과 견주려고 들면 곤란하다.

커피를 많이 마시는 여성치고 피부에 윤기가 있는 경우를 보지 못했다. 커피는 탈수를 일으켜서 여간 물을 많이 마시지 않으면 피부가 건조해지는 걸 막을 수 없다. 게다가 혈액을 산성화시켜 피부 트러블을 부추기며 심장을 자극해서 혈압을 높이기도 한다.

영화에서는 밤새 사랑을 나눈 남녀가 아침에 일어나자마자 커피를 마시는 장면이 나오는데 이걸 흉내 내면 안 된다. 격렬한 운동으로 활성산소가 잔뜩 생긴 상태에 커피까지 부어 넣으면 맞은 자리를 한 대 더 때리는 것과 같기 때문이다.

콜라는 더 나쁘다. 설탕이 듬뿍 들어 있고 칼슘을 녹여내는 인이 듬뿍 들어 있기 때문이다. 다이어트 콜라를 마시면 되지 않느냐고 하겠지만 가짜 설탕이 든 다이어트 콜라는 허기를 일으켜 음식을 마구 먹게 만들기 때문에 다이어트라는 본래의 목적을 망쳐버린다.

담배는 또 어떤가. 미셀 파이퍼가 슬픈 표정으로 담배를 무는 건 멋져 보이지만 현실 속의 흡연은 건강을 해치는 주범이다. 특히 여성의 경우

담배를 피우면 폐경이 3년 정도 앞당겨질 것을 각오해야 한다. 폐경이 빨리 온다는 건 그만큼 노화가 빠르다는 말이다. 담배는 피부 노화를 촉진하는 요소 중 하나라는 것도 기억하자.

또한 담배를 피우면 살이 빠진다고 알고 있는 사람은 담배의 니코틴이 부신피질호르몬을 자극해 지방이 배로 몰리게 한다는 사실에 주목해야 한다.

영화 속 인물들이 물처럼 마셔대는 술 역시 혈액을 탁하게 하고 위장과 간에 나쁜 영향을 끼친다. 여드름에 치명적일 뿐만 아니라 비만에 지대한 공헌을 한다.

맥주를 즐겨 마시는 젊은이들 중에 비만으로 고민하는 경우가 많은데 이는 당연한 결과라 하겠다. 맥주만으로도 칼로리가 높은데 안주까지 열심히 먹어대니 살이 찌지 않을 수 없지 않은가.

요즘 젊은 세대들은 거의가 올빼미족이다. 밤늦도록 인터넷을 하거나 휴대폰이 울려댄다. 그러니 해가 중천에 뜨도록 일어나지 못한다.

피부세포는 밤 10시부터 새벽 2시 사이에 새롭게 만들어진다. 이때 잠을 자지 않으면 세포 재생이 제대로 되지 않아 피부는 거칠어지고 여드름이 악화되며 기미가 쉽게 생긴다. 그래서 아무리 늦어도 밤 12시 이전에는 자야 한다.

영화 속 주인공들은 대개 '패닉 룸'의 조디 포스터처럼 쉽게 잠을 이루지 못한다. 이리저리 뒤척이다 결국 수면제를 한 줌 움켜 삼켜야만 겨우 잠을 청할 수 있다. 두통이 나면 브루스 윌리스처럼 아스피린에 의지하고, 우울해도 알약부터 꺼내먹는다.

툭하면 약을 찾는 습관은 노화를 촉진한다. 우리 몸의 자연치유력을 약화시키기 때문이다.

일단 몸에 이상 증세가 느껴지면 잘 먹고 푹 쉬는 게 좋다. 그래도 힘들면 차나 약초 등으로 몸을 달래고, 약은 피치 못할 경우에 맨 나중에 먹는 다는 생각을 가지는 것이 중요하다.

할리우드 영화 가운데 수사물을 보면 형사들은 제대로 식사를 하는 법이 없다. 먹는 것이라고는 고작해야 햄버거나 핫도그, 아니면 도넛 정도이다.

영화 속 인물들은 이렇게 패스트푸드만 먹어도 멀쩡할지 모르지만 보통 사람들은 지방만 많고 필수 영양소가 부족해 피부와 몸매, 건강에 적신호가 나타나게 되어 있다.

그렇다면 실제로 할리우드 스타들은 햄버거나 핫도그, 아니면 도넛으로 끼니를 때울까? 절대 그렇지 않다.

줄리아 로버츠는 영양학자를 고용해서 아이스크림 하나까지 특별히 만들어 먹는다고 한다.

데미 무어는 커피나 콜라가 아닌 물만 마신다. 그리고 단백질과 탄수화물이 포함된 영양식으로 젊음을 유지한다.

할 베리는 절대 기름에 튀긴 감자를 먹지 않으며, 알리샤 실버스톤은 저지방 유기농 채소를 중심으로 하는 식단으로 미용과 건강을 지키고 있다.

영화 속과 영화 밖의 스타들의 모습은 이처럼 다르다. 물론 할리우드 영화중에도 '프라이드 그린 토마토'나 '위트니스'처럼 바르게 사는 사람들이 나오는 작품도 더러 있다. 그러나 대부분은 실제 미국인들의 생활과는 다른 모습으로 관객을 현혹한다.

'익스트림 OPS'란 영화에는 산꼭대기에서 보트를 타고 뛰어내리거나 기차에 줄을 묶고 지상 스키를 타는, 그야말로 다이내믹한 장면이 줄줄이 나온다. 물론 통쾌하고 멋있다. 그러나 그건 할리우드의 최고 스턴트맨들이 만들어내는 서커스 수준의 액션이다.

영화 속과 영화 밖의 다름을 인정하자.

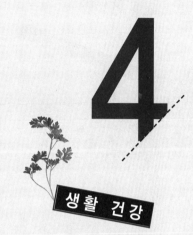

4

생활 건강

물구나무서기를
하자

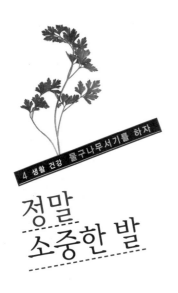

정말
소중한 발

　　　　　발레리나 강수진의 발과 박지성 선수의 험하
게 생긴 발 사진이 공개돼 좋아하는 팬들이 더 많아진 것 같다.

　얼마나 발레를 했으면, 얼마나 공을 많이 차고 달렸으면 저토록 발이
문드러지다시피 했을까 하는 짠한 마음이 그들을 향한 갈채로 변한 것이
다. 지문이 닳아 없어지고 마디마디가 뭉툭해지고 거칠어져 수세미처럼
된 어머니의 손을 보면 마음이 뭉클해지듯이 말이다.

　발은 정말 소중하다, 그런데도 우리는 발의 소중함과 고마움을 잘 모
른다. 발가락도 괜히 있는 것 같지만 그 발가락이 하나만 없어져도 우리
는 제대로 걸음을 걸을 수 없다. 하나하나의 발가락이 다 중요한 일을 하
는 것이다. 그래서 무좀이 걸려 지저분하고 냄새가 나도 발을 구박하지
말고 잘 위해 주어야 한다.

　누군가를 사랑하면 그 사람을 자꾸 안아주고 만져주듯이 발도 그렇게
만져주면 일방적 사랑만 받지 않고 건강으로 우리에게 보답한다. 발에는

온몸과 연결된 반응 점들이 많다.

우선 땀에 절고 피로해진 발을 물에 자주 씻어주자. 맹물도 좋지만 박하잎을 끓인 물을 쓰거나 아니면 페퍼민트 오일 몇 방울을 넣어 씻어도 냄새가 제거되고 가려움이 가라앉는다. 아니면 소금을 한 줌 넣은 뜨거운 물에 발을 10분 이상 담그자. 혈액순환도 좋아지고 노폐물도 빠지면서 피로가 풀린다.

발이 부었을 때는 더운 물과 찬물에 교대로 담그는 냉온 족욕을 하면 발의 혈액순환이 잘 되고 쌓인 부기도 잘 풀린다.

발을 씻고 나면 발가락 사이마다 잘 닦고 말려주어야 하는데 이때 발가락 사이사이에 고운 소금이나 죽염을 바르면 무좀이 예방되고 가라앉을 뿐 아니라 땀 냄새도 덜 난다.

그 다음에는 발을 주무르고 두들겨주어야 하는데 가운데 오목한 부분을 두드리면 위장에 도움이 되고 뒤꿈치를 두드리면 성기능을 높일 수 있다. 또 발가락 사이에 손가락을 넣어 왕복운동을 하면 혈액순환을 촉진하는 효과가 있다.

앉아서 오랜 시간 근무하는 사람들은 발바닥 쪽에 골프공을 놓고 계속 발바닥으로 굴려주거나 한쪽 발로 다른 쪽 발등을 교대로 밟아주면 발이 한결 시원해진다.

걷기 운동은 그냥 해도 좋지만 뒤로 걸으면 쓰지 않는 근육을 활성화하고 자주 닿지 않는 발바닥의 경혈을 자극해주어 좋다.

발에 가장 나쁜 건 불편한 신발인데 그런 신발의 대표가 바로 하이힐이다. 하이힐을 너무 자주 신으면 정보가 제대로 뇌에 전달되지 않아서 똑똑한 여자가 되는 것을 방해할 수 있다.

굽 높고 꽉 조이는 하이힐을 계속 신으면 장딴지의 근육이 약화될 뿐 아니라 엄지발가락 뼈가 밖으로 도드라져 나오는 외반증에 걸리는데 심하면 수술까지도 해야 한다. 또 종아리가 긴장해 도파민 분비를 억제할 수도 있다.

일반적인 걷기가 뇌의 특정부위의 활동을 증가시키는 반면 하이힐을 신으면 이런 자극이 줄어서 도파민의 작용성 기능에 변화가 생긴다. 그래서 하이힐을 많이 신는 나라가 정신분열증 환자가 많이 생긴다는 주장까지 나오고 있다. 이래서 너무 높은 하이힐을 매일 신는 여자와 결혼하는 건 좀 생각해볼 문제다.

그럼 남자는? 남자는 간 경락이 지나는 엄지발가락을 만져봤을 때 단단하고 탄력이 있으면 성기능이 제대로 되는 남자이며 반대로 물렁하면 시원치 않다고 하는데, 그렇다고 맞선을 볼 때나 소개팅을 할 때 남자의 발가락을 만져 볼 수는 없는 노릇 아닌가.

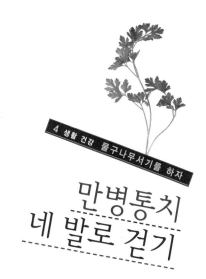

만병통치
네 발로 걷기

배우 남궁 민이 영화를 찍었는데 애인을 업고 공원의 맨발 길을 걷는 장면을 촬영하면서 발이 시퍼렇게 멍이 들었다고 한다.

맨발 길은 혼자 걸어도 울퉁불퉁한 바닥 때문에 발바닥이 엄청 아픈데 사람까지 업고 걸었으니 고문을 당하는 수준이었을 것이다. 사실 시멘트에 돌을 잔뜩 붙여놓은 딱딱한 맨발 길보다는 그냥 부드러운 흙 위를 맨발로 걷는 편이 발 건강에는 훨씬 좋다.

맨발로 다니면 무좀도 사라지고 발지압도 돼서 건강에 좋지만 흙길을 구경하기 힘든 도시생활에서는 실천하기 힘든 일이다.

그래서 신발을 신더라도 걷기를 열심히 하면 건강에 좋은데 우선 심장이 튼튼해진다. 발까지 내려온 피를 펌프질해줘서 심장의 부담을 덜어주기 때문이다.

이때 아깝다고 낡은 운동화를 신으면 충격흡수를 못 하니까 몇 개월간

격으로 새것으로 갈아줘야 하는데, 발이 제일 많이 부은 저녁에 사야 하고 발가락 앞에 반 인치 정도 여유는 있는 크기로 사야 한다. 바닥이 너무 부드러운 신은 발목과 무릎 등에 압력을 계속 가하기 때문에 오히려 안 좋다.

여성들이 좋아하는 볼이 뾰족한 구두를 계속 신으면 엄지 부분에 통증이 생기든지 발 뼈가 굽어서 튀어나오게 되니 모양만 생각할 것은 아니다. 볼이 약간 뭉툭하고 굽은 5cm를 넘지 않는 구두가 발을 괴롭히지 않는다.

몇 년 전 미국여행을 할 때 일행 중 한 젊은 여성이 10cm쯤 되는 구두를 여행 첫날부터 돌아올 때까지 신고 다녔는데 지금쯤 발병이 나 있지 않을까 싶다. 높은 하이힐은 정보를 뇌에 제대로 전달 못하게 해서 두뇌의 활동에도 방해가 된다.

평소에 걷기보다 좋은 운동법은 없는데 더 효과적인 방법은 두 손까지 동원해서 네 발로 걷는 운동이다.

인간이 직립보행을 해서 생긴 병은 너무 많다. 그래서 동물처럼 네 발로 걷는 운동을 하면 모양이 이상해서 그렇지 약을 안 먹어도 많은 병이 낫는다. 시간을 내서 한번쯤 시도하면 효과가 좋다는 것을 단번에 알 수 있을 것이다.

발이 유난히 차갑다면 비위가 약하거나 생식기능이 부족하지 않나 생각해봐야 한다. 이런 사람은 비위에 좋고 양기를 더해주는 인삼이나 황기 같은 것을 달여 수시로 마시면 좋다.

반대로 발이 늘 뜨거워 열이 나는 사람은 신경을 많이 쓰거나 비위에 열이 과도하게 모인 경우니 황련이나 황백 같은 것을 달여 마시면 좋다.

발이 자주 저리다면 이건 심장병이나 고혈압을 의심해봐야 하고 각질이 생기고 갈라지기까지 하면 열을 내는 매운 음식이나 뜨거운 음식을 덜 먹어야 한다.

나이가 들면 발뒤꿈치의 아킬레스건의 탄력이 줄어들기 때문에 종아리 근육을 매일 스트레칭해주는 운동을 해주어야 하는데 일을 하다 1분 정도 시간을 내서 발바닥을 바닥에 붙인 상태로 벽 쪽으로 몸을 미는 스트레칭을 20초 정도씩 세 번 반복해주면 좋다.

얼굴에 신경 쓰는 10분의 1이라도 발에 신경을 쓰면 발도 몸도 건강해진다.

발을 씻겨주는 일은 상대를 감격시키는 참 멋진 일인데 이건 평소에 섬김을 받던 사람이 섬기던 사람에게 해줘야 감격과 효과가 크다.

결혼기념일이나 생일에 대야에 물을 떠놓고 상대의 발을 정성껏 씻겨주면서 "수고했다"고, "사랑한다"고 말해보라. 비싼 선물보다 훨씬 상대를 감동시키는 최고의 선물이다.

직장에서 일 년에 한번쯤 이런 세족식을 해주면 부하직원들을 진짜로 울리는 상사가 된다.

이렇게 할 수 있으려면 마음으로부터 겸손해져야 하고 사랑이 있어야 한다. 너무 잘나고 높아서 다른 사람들의 더러운 발을 씻겨줄 수 없다고 생각하는 이는 12명이나 되는 제자들의 발을 씻겨주었던 예수보다 자기가 더 높다고 생각하는 사람이다.

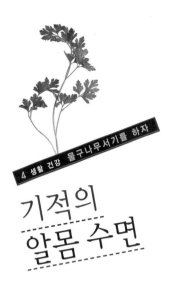

기적의
알몸 수면

전도연이 여우주연상을 받아 우리의 시선을
끈 칸 영화제에서 황금카메라 상을 받은 작품인 '아타나주아'라는 영화
에는 남자 주인공이 실오라기 하나 걸치지 않은 완전 누드로 평원을 질
주하는 모습이 45초 동안 나온다.

그 모습이 전혀 외설스럽게 느껴지지 않고 신선한 자연의 한 부분으로
보인 것은 누드가 얼마든지 예술이 될 수 있음을 증명한 것이다. 사실 예
술과 외설의 차이는 관점을 어디에 두느냐에 따라 달라진다.

원래 아담과 이브가 에덴동산에 살고 있을 때는 말할 것도 없이 누드
였다. 그러다 그곳에서 쫓겨날 때 비로소 가죽옷을 입고 나왔다. 그런데
가죽옷은 입었지만 그들은 노팬티였다. 인류가 팬티를 입기 시작한 것은
그리 오래지 않으며 본격적인 팬티는 고무줄이 나오면서부터였다.

그런데 이 고무줄이 문제다. 팽팽하게 살을 조이는 고무줄로 인해 허
리 아래쪽의 혈액순환에 장애가 생기게 되어서 피의 흐름이나 장의 활동

이 방해를 받게 되어 여러 가지 질병이 생기는 역할을 하게 되는 것이다.

더구나 삼각팬티는 고환을 바짝 죄어서 정자를 만드는 것을 방해하고 고환 제거근을 받쳐서 고환으로부터의 견인력이 없어져 본래의 기능을 상실해 작용이 약화된다.

여성은 팬티 고무줄이 하반신을 울혈상태로 만들어 자궁과 난소에 나쁜 영향을 주는데 호르몬 분비가 둔해져 생리불순이 되고 생리통의 원인이 된다.

고무줄이 팽팽한 새 팬티보다는 오래 입어서 고무줄이 헐렁헐렁하게 느슨해진 트렁크 팬티가 몸에는 좋은 팬티다. 여성들도 딱 붙는 조그만 삼각팬티보다는 크고 헐렁한 할매 팬티가 건강 팬티다.

아무리 편한 팬티라 해도 밤에는 입지 않고 자는 것이 좋다. 가장 이상적이며 자연스런 수면법은 실오라기 하나 걸치지 않고 알몸으로 자는 것인데, 복부에 팬티의 고무줄 부분이 압박하여 기혈의 흐름을 방해하는 것을 막기 위해서이다.

팬티를 입지 않으면 성기와 비뇨 기관이 공기에 노출돼 자율신경의 균형이 이뤄지고 항문과 요도가 바깥공기의 변화에 반응해 적응하는 대사활동이 촉진되어 기관이 강화된다. 또 고환이 차가워져서 남성호르몬 분비가 훨씬 잘 된다.

팬티를 입지 않아 고무줄의 조임이 없어 혈액순환이 원활히 되면 요통이나 어깨결림, 저혈압, 불면증, 신경통 등을 개선하고 해소하는데 크게 도움이 된다.

팬티가 세균의 침입을 막아준다고 생각한다면 그것은 오해다. 밀폐된 팬티 속에서 세균이 오히려 잘 번식하고 꼭 끼는 팬티는 질염과 방광염을 일으킬 수 있다.

우리 몸을 죄이는 것은 팬티뿐만 아니라 남성들의 넥타이와 여성들의 브래지어, 팬티스타킹, 거들에다 요즘은 몸을 모아주고 교정한다고 숨이 막히도록 꽉꽉 죄이는 신형 속옷까지 있다. 이런 옷들은 연속적인 불쾌 자극으로 교감신경의 과잉긴장을 가져와 혈압상승에 변비, 복통, 구토에 다 어떤 경우는 알레르기까지 일으켜 살이 찐 사람에게는 더 치명적이다. 특히 끼는 브래지어는 견갑골 내측과 척추부위에 통증을 일으키는 원인이 되는데 동맥부위를 압박해 긴장상태가 지속되어 소통을 방해하고 경락의 흐름이 저해되기 때문이다.

프랑스 의학자 레이리는 "중추든 말초든 자율신경 어딘가에 강하건 약하건 지속적인 자극을 주면 병적인 자율신경 반사를 일으킨다"라고 했다.

잘 때만이라도 아담과 이브가 되어 모든 옷의 속박에서 벗어나 보자.

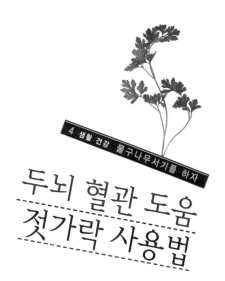

4 생활 건강 물구나무서기를 하자

두뇌 혈관 도움
젓가락 사용법

거짓말 때문에 곤두박질친 황우석 교수의 복제연구에서 가장 관심을 끌었던 부분이 난자분리 기술이다.

거의 불가능에 가까운 이 기술을 성공시킨 것은 한국인의 정교한 손재주였는데, 이 손재간이 바로 젓가락 잡기에서 비롯된 것이라는 풀이가 많다.

우리나라가 골프를 비롯한 손으로 하는 경기에서 뛰어난 수준을 보이고 의료수술 분야에서 정교한 솜씨를 자랑하는 것도 어릴 적부터 젓가락을 쓰기 때문이라고 추측되고 있다.

젓가락은 포크보다 두 배가 넘는 30여 개의 관절과 50여 개의 근육이 작동해서 지능발달에 큰 영향을 미칠 뿐만 아니라 집중력과 근육조절 능력, 감성지수도 높여주는 것으로 밝혀졌다.

미국 컬럼비아대학교 심리학과 로버트 크라우스 교수팀은 기억하기 힘든 단어를 상기시키는 데에는 손동작이 큰 도움이 된다고 발표했다.

4
생활 건강 물구나무서기를 하자
232
233

그래서 아이들의 아이큐를 높일 뿐만 아니라 치매 예방에도 젓가락질이 좋은 운동이 된다.

중국이나 일본에서는 나무젓가락을 쓰는데 반해 우리나라에서는 예전부터 쇠젓가락을 사용했는데, 무거운 쇠젓가락 쪽이 뇌의 작용이나 운동 작용을 높이는 데 더 효과적이다.

젓가락 쓰는 방법도 다른 나라와 조금 다르다. 중국과 일본에서는 밥을 먹을 때 밥공기를 입에 가까이 대고 젓가락은 밥을 입으로 밀어 넣는 도구로만 쓰이지만, 우리는 밥을 한 무더기 집어서 천천히 입으로 가져가는 식으로 먹는다. 밥알이 떨어지지 않게 적당한 힘과 균형을 유지하려면 상당한 숙련이 필요하다.

특히 젓가락으로 김치 찢기, 깻잎 한 점씩 떼어 먹기, 미끄러운 도토리묵을 힘과 정확도를 구사해서 집어먹는 모습 등은 다른 나라 사람들이 볼 때 거의 곡예에 가까운 동작들이다. '대지'를 쓴 펄 벅 여사가 우리나라에 와서 어린아이가 콩자반을 젓가락으로 집어먹는 모습에 감탄을 금치 못했다는 일화가 있을 정도다.

여러모로 좋은 젓가락질이 요즘 줄어들고 있다. 아이들이 포크를 많이 쓰다 보니 커도 젓가락질이 제대로 안 돼 어색한 젓가락질을 하는 모습이 많이 보인다.

일본도 마찬가지여서 몇 년 전부터는 젓가락질을 제대로 하자는 취지로 매년 8월 4일을 '젓가락의 날'로 정해 젓가락 사용과 보급에 힘쓰고 있다.

사세보여자고등학교 같은 곳에서는 입학시험에 젓가락질 시험이 있다. 구슬, 돌, 콩, 주사위 같은 물건들을 젓가락으로 집어서 옮기는 시험인데 평소 젓가락질을 제대로 하는 것이 얼마나 중요한지 깨우치기 위해서라고 한다.

입학시험까지는 아니라도 우리 역시 학교에서 바른 젓가락질 정도는 가르쳐야 하지 않을까 싶다.

일본은 나무젓가락을 쓰기 때문에 일회용 젓가락 소비가 일 년에 2,500억 원에 이른다. 거의 가 중국에서 만든 젓가락인데, 중국 정부에서는 산림훼손 때문에 젓가락에 세금을 5퍼센트나 붙여 수입 가격이 올라가니 일회용 젓가락 쓰기를 줄이자고 해서 플라스틱 제품을 쓰거나 젓가락을 가지고 다니기 운동을 하고 있다.

그러다보니 재빠른 일본 상인들 중에는 '우리 주점에 오시면 젓가락을 보관해 드립니다'라고 광고하는 이들이 있다. 먹던 양주를 보관하듯이 젓가락을 보관했다가 젓가락 주인이 오면 내드리는 것인데 좋은 반응을 얻고 있다고 한다.

우리는 쇠젓가락을 주로 쓰긴 하지만 중국산 젓가락도 많이 쓰이고 있는데 그런 젓가락들이 양잿물 등으로 표백처리를 해서 건강에 문제로 등장하고 있다. 심지어는 젓가락을 어항에 넣었더니 금붕어들이 죽었다는 말도 있다. 쇠젓가락을 쓰든지 전용젓가락을 가지고 다니든지 하는 수밖에 없을 것 같다.

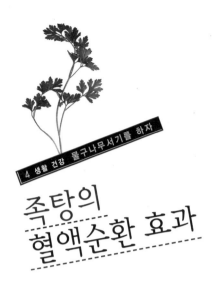

족탕의
혈액순환 효과

일본의 유명한 온천지역인 유후인에 가면 기차역에 발만 담그는 족탕 온천이 있다. 나무 의자에 앉아 따끈한 온천물에 발을 담그면 여행의 피로가 싸악 가시는 기분이 드는데 타월을 제공하고 요금은 우리 돈으로 천 원 정도다.

다른 곳에 가면 공짜 온천 족탕을 할 수 있는 곳도 있다. 고베의 아리마 온천에 가면 길에 온천물이 개울처럼 졸졸 흐르게 해놓고 앉을 수 있는 나무 받침도 있어서 누구든지 앉아 발을 담글 수 있게 해놓아 데이트하는 젊은이들에게 아주 인기가 좋다.

아무래도 걸을 일이 많은 여행에서 쌓인 발의 피로를 푸는 데에는 족탕이 제일이다. 족탕을 하면 노폐물이 제거되고 혈액순환이 좋아진다.

얼음 같은 계곡물에 발을 담그는 냉족탕도 온족탕 못지않게 좋은데 신장 기능을 강화하고 안정 효과를 줄 뿐만 아니라 머리의 울혈현상을 해소해 두통에도 효과가 있다.

가장 좋은 방법은 온탕과 냉탕에 번갈아 발을 담그는 냉온 족탕 법이다. 발의 혈관을 확장시키고 순환기능을 좋게 하며 발의 피로뿐만 아니라 온몸의 피로를 푸는 데에도 그만이다.

여름철에 에어컨 등으로 감기가 든 사람은 찬물에 발을 담그지 말고 섭씨 43도 정도 되는 뜨거운 물에 30분쯤 담그는데 발목 위까지 물이 올라오도록 해준다.

소화가 잘 안 되는 사람은 40도의 물에 25분 정도 발을 담그고, 위염이 있다면 그보다 높은 42도의 물에 30분 정도 발을 담근다.

여름철에는 식중독이나 과식 등으로 배탈이 잘 나는데 이런 경우 42도의 물에 25분 정도로 족탕을 하면 한결 덜해진다. 더워서 식욕이 없다면 38도의 물에 15분간 족탕을 하면서 쓰디쓴 익모초를 삶은 물을 마시면 시너지 효과가 만점이다. 갑자기 설사가 난다면 39도의 약간 뜨끈한 물에 15분만 족탕을 하면서 사과즙이나 매실즙을 따끈한 물에 타서 마시면 좋다.

혈압이 높은 이들의 족탕시간은 25분 정도로 40도 물이 좋고 당뇨 환자는 43도로 30분이 적당하다. 단 장염에 걸린 사람은 족탕을 안 하는 게 좋고 코피가 날 때는 뜨거운 물 대신 25도 정도의 시원한 물에 30분 정도 담그면 코피가 쉽게 멈추게 된다.

민물보다는 바닷물이 우리 몸에는 더 좋을 수밖에 없다. 유럽의 지중해 지역에서 시작된 탈라소 요법은 34도로 데운 바닷물로 질병과 피부를 관리하는 데 이와 비슷한 것이 우리나라 서해안과 남해안 쪽에 있는 해수탕이다.

무기질과 미량원소가 풍부한 바닷물은 그 성분이 사람의 혈장성분과 비슷하다. 그래서 류머티즘이나 관절염, 스트레스, 비만, 혈액순환장애

등을 완화시키는 작용을 한다.

여름에는 바닷물이 따뜻하기 때문에 해수욕만 해도 탈라소 효과를 얻을 수 있다.

얼마 전에 해가 지는 어느 서해안 바닷가에서 몇 쌍의 부부가 발이 잠기는 얕은 물에서 족탕이 아닌 세족을 하는 광경을 목격했다. 남편이 아내의 발을 씻겨주면서 그동안 미안했던 일을 사과하고 앞으로 잘 하겠다고 하자 함께 있던 아내들의 눈에는 눈물이 고였다.

아내들도 남편의 발을 씻겨주면서 그동안 속 썩이는 남편을 미워한 것에 용서를 구하며 서로 사랑한다는 말을 한 후 부부들마다 끌어안고 뜨거운 눈물들을 흘렸다. 이런 사랑의 세족보다 더 좋은 족탕은 없다.

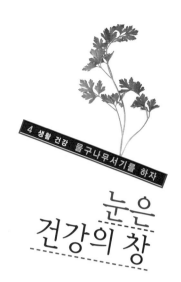

눈은
건강의 창

영화에서 어떤 배우가 강렬한 인상을 남겼다면 그건 그의 눈빛이 남달랐다는 이야기다. 아는 일본 여성이 말하길 이병헌의 눈빛이 너무나 강렬해서 반했다고 했다.

눈은 이렇게 매력을 좌우할 뿐만 아니라 건강을 보여주는 창이기도 하다. 그래서 눈을 보면 건강 상태를 어느 정도 짐작할 수 있다.

저녁에 물을 많이 마시지 않았는데도 아침에 일어나서 눈이 부어 있다면 수분 대사가 잘 되지 않는 사람이다. 이건 신장의 기능이 약하든지 위가 약하거나 심장이 좋지 않다는 신호다.

부기가 있으면서 쉽게 피로해지고 무릎에 힘이 없으며, 입이 마르고 소변이 잘 나오지 않는다면 신장 기능이 저하된 것이 아닌지 살펴야 한다.

신장이 피로해지면 섭취한 수분을 밖으로 잘 내보내지 못해서 부기가 생기게 마련이다. 또 위가 나빠도 전신에 부기가 있는데 위는 흡수 기관이라 영양과 물을 흡수한다. 위가 시원찮으면 장관 등에 수분이 정체되어 전신의 수분양이 증가해 부기가 생기는 것이다. 대변이 무르고, 설사가 자주 나고, 배가 꾸르륵거리며 식욕이 없고 메슥거린다면 위가 잘못된 것이다.

심장은 순환기관인데 모든 피를 내보내고 다시 들어오게 하는 심장이 약해지면 심장에서 가장 멀리 있는 손발은 혈액이 정체되어 잘 붓는다.

그래서 발이 퉁퉁해지기 시작하면 좋지 않은 현상이다. 여기에 가슴에 통증이 오고 왼쪽 어깨가 심하게 아프다면 심장을 살펴봐야 한다.

눈두덩이 움푹 꺼졌다면 그건 피로가 축적된 증상으로 체력이 고갈됐다는 뜻이다. 또 수분이 많이 없어졌다는 말도 된다.

아이들의 눈두덩이 볼록한 것은 수분이 충분하기 때문이다. 아기들의 체내 수분은 80퍼센트 정도 되는데 비해 나이가 들면 50퍼센트까지 수분량이 내려간다. 그래서 나이가 들수록 물을 많이 마셔야 한다.

눈이 벌겋게 잘 충혈되는 사람은 간이 긴장해있다는 신호다. 피로나 스트레스는 간을 긴장시키고 화를 잘 내도 간이 긴장해서 눈의 모세 혈관이 확장되어 눈이 충혈된다. 또 머리 주위의 혈액순환이 잘 안 돼도 눈이 충혈된다.

이럴 때는 어깨 운동과 목 운동을 충분히 해야 하며 혈행의 개선에 효과가 있는 비타민 C를 충분히 먹어야 한다.

흰자에 누런색이 보인다면 이 역시 간에 문제가 생겼다는 것이니 얼른 병원에 가야 한다.

눈에 다래끼가 잘 난다면 면역력이 많이 떨어졌다는 신호다. 면역력 저하로 눈 주위의 모근에 세균이 잘 침입해서 염증을 일으키는 것이다.

눈 주위에 좁쌀 같은 노란 것이 잘 생긴다면 콜레스테롤이 몸에 많이 쌓였다는 증거다. 쌓인 콜레스테롤이 부드럽고 얇은 눈 주위 피부를 통해 나타나는 것이다.

잘 때 반 눈 뜨고 자는 사람이 간혹 있는데, 대개 위장이 허약한 성인이나 발육부진으로 영양이 부족하고 빈혈이 있는 아이들에게 잘 나타나는 증상이다.

눈이 건조해서 뻑뻑해지는 안구건조증은 수분이 모자라는 노인에게만 나타나는 현상이 아니라 장시간 운전이나 수면 부족, 과로, 혈행 부진, 스트레스, 영양 부족 등의 원인으로 청년에게도 나타날 수 있는 증상이다.

눈물의 주성분은 수분 외에도 유분, 단백질, 산소인데 이런 것들이 부족해지면 누구든 안구건조증이 될 수 있다. 이와는 반대로 바람만 불어도 눈물이 줄줄 흐르는 사람은 간이 약한 경우가 많으니 한번 점검해볼 일이다. 눈 하나만이라도 잘 살펴보고 관리하면 건강은 웬만큼 챙길 수 있다.

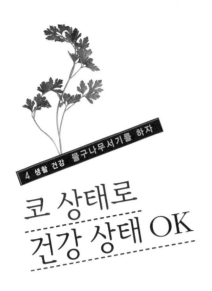

코 상태로
건강 상태 OK

아기들은 아무 생각 없이 코를 파서 코딱지를 입으로 가져가는데 이것은 몸이 자신을 이롭게 하기 위해 지시하는 본능적 행동일 수 있다. 왜냐하면 이런 코 파기와 코딱지 먹기가 몸에 아주 좋은 것이라고 오스트리아의 폐전문의인 프리드리히 비스친거 박사가 말했기 때문이다.

코 파기는 수건으로 청소하기 힘든 코 구석구석을 깨끗하게 해주고 콧속 필터에서 걸러진 이물질이 입으로 들어가면 면역체계를 강화시켜주는 역할을 한다. 그런데도 불경스러워 보인다는 이유로 16세기에는 가톨릭 문답에 예배자들에게 코를 파지 말라는 것을 명시한 적이 있다.

코는 우리 몸의 중요한 필터이며 흡입기다. 코가 큰 사람은 호흡기가 발달해서 구조적으로나 기능적으로 충분한 공기를 흡입할 수 있다. 반면 코가 작으면 흡입량이 적어서 호흡기가 약한 경향이 있다.

콧속의 비강에서는 차가운 공기를 덥히는 일을 하는데 차가운 공기가 코를 통과하는 0.5초 사이에 공기를 데워서 30도로 만들고 습도를 90퍼센트로 조정해놓는 히터와 가습기의 역할을 동시에 해야 한다. 그래서 추운 지방에 사는 사람은 공기가 코를 통과하는 시간이 길어야 하기 때문에 코가 높고 아프리카처럼 더운 지방은 코가 낮다는 설도 있다.

이렇듯 우리의 생명과 직결되어 있는 코로 그 사람의 건강을 체크할 수 있다. 예컨대 호흡할 때 콧망울이 움직이는 사람은 호흡이 원활하지 못하다는 증거다. 감기나 기관지염, 폐렴 등으로 호흡기의 힘이 약해지면 콧망울이 호흡을 돕기 위해 움직이지 않을 수 없기 때문이다.

코에 뾰루지가 돋아날 때는 폐와 관계있는 대장에 문제가 있는 경우가 많다. 대변의 배출이 호흡과 관계가 있는 것은 변을 볼 때 일시적으로 호흡을 중지하고 변을 배출시키는 것에서도 알 수 있다. 그래서 호흡기가 약한 사람 중에는 변비증상이 많다.

추운 곳에 있으면 코가 빨개지는 이유는 들어온 찬 공기를 데우려고 코끝에 피가 많이 몰려 혈관이 넓어지기 때문이며, 술을 많이 마시는 주당의 코가 빨간 건 간에 부담을 주기 때문이다. 이런 사람은 대개 눈이 충혈되어 있고 손바닥도 벌겋다.

몸에 열이 있으면 콧물이 진해지고 찐득하게 되는데 열에 의해 분비물의 수분이 감소되고 백혈구가 균과 싸워 시체가 많아지기 때문이다.

이런 감기는 주로 코로 균이 침입한 경우이며 피부의 모공으로 침입하는 감기는 으스스한 한기가 들면서 진하지 않은 묽은 콧물이 나온다.

코를 조금만 자극해도 코피가 잘 나오는 사람은 위장이 약한 경우가 많은데, 위가 약하면 영양 흡수가 잘 안 되어 점막과 혈관이 약해져 잘 터지게 된다. 여성 중에 이런 사람은 생리출혈도 잘 그치지 않는 경우가 종종 있다.

비염 등으로 콧속에 염증이 생기면 머리가 멍해지고 뇌의 작용이 떨어져 공부에도 방해가 되고 짜증을 잘 낸다. 염증으로 좁아진 코로 인해 산소가 충분히 뇌로 가지 못해서다.

비염이 있으면 물론 치료해야 하지만 평소에 검지와 중지 손가락을 나란히 펴서 양쪽 콧망울과 콧날을 위아래로 가볍게 30번 정도 문질러주면 효과가 있는데 자주 할수록 좋다. 또 할 수만 있다면 소금물을 코로 들이마셔서 입으로 뱉는 코 양치질도 권하고 싶다.

영화의 한 장면처럼 키스한 후에 코에 넣은 실리콘이 비뚤어졌을까 봐 매만지게 되는 짝퉁 코의 주인들은 코의 모양에만 신경 쓰지 말고 코의 건강에도 신경 써야 한다.

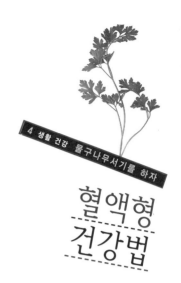

혈액형
건강법

TV 어느 프로엔가 출연한 가수 옥주현이 남자를 볼 때 가장 중요하게 여기는 조건이 혈액형이라고 말하는 것을 들었다.

O형인 그녀가 끌리는 남자는 늘 A형 혈액을 가진 사람이라고 한다. 성격이 활달하고 사교적인 그녀가 차분하고 내성적인 A형 남자에게 끌리는 건 이상한 일이 아니다.

혈액형이 모든 것을 재는 기준은 아니지만 혈액형에 따른 기질이나 체질이 어떻다는 것을 알아보는 것은 괜찮은 일이다. 물론 사상체질이 그렇듯이 이 이론도 모든 사람에게 100퍼센트 들어맞는 건 아니다.

옥주현 같은 O형은 위산이 많아 육류를 잘 소화해내지만 자칫 고기를 너무 많이 먹다 보면 위염이나 궤양이 생길 수 있다. 실제 O형은 다른 형보다 위궤양이 20퍼센트나 많다고 한다.

그래서 고기를 먹을 때는 반드시 채소를 풍성하게 먹어주고 되도록이면 기름기가 적은 닭고기나 쇠고기 같은 살코기를 먹어야 좋다. 또 갑상선 호르몬 분비가 잘 되지 않을 경우가 있으므로 미역이나 김, 다시마 같은 해조류를 충분히 먹어주어야 한다.

O형에 잘 맞는 운동법은 유산소 운동인데, 이런 운동을 하면 심박수가 올라가고 근육에서 지방을 잘 태워주기 때문에 다이어트에 도움이 된다. 커피나 홍차는 위산을 증가시키기 때문에 많이 마시지 않는 게 좋다.

'B형 남자'라는 영화 제목으로 나올 만큼 유명해진 B형은 국수나 빵 같은 밀가루 음식을 많이 먹지 않는 것이 체중 조절에 좋은 방법이다. 밀가루 속에 있는 글루텐렉틴이 음식의 소화를 방해해서 몸에 지방이 쌓이기 때문이다. 대신 우유의 당과 항원성분이 일치해서 우유가 가장 잘 맞는 형이라 저지방 우유를 먹으면서 다이어트를 하면 효과적이다.

테니스나 에어로빅, 등산 같은 격렬한 유산소 운동이 좋은 반면 요가나 명상 같은 정신운동은 별로 안 맞는다.

차분한 A형은 위산이 많이 나오지 않아서 고기 섭취가 많으면 소화가 잘 안 돼 활력이 떨어지고 유제품을 먹어도 소화에 문제가 있어서 신진대사가 잘 안 된다. 식물성 단백질인 콩이나 잡곡으로 영양을 보충하는 것이 좋고 호두나 잣 같은 견과류는 잘 어울리는 식품이다.

위암이나 난소암 등에 걸릴 가능성이 높은 것도 이 A형인데 성격이 차분하듯이 격렬한 운동보다는 요가나 명상처럼 기분을 안정시키는 운동이 맞는다.

반면에 AB형은 육류를 비교적 잘 소화시킨다. 하지만 대사에 필요한 위산이 모자라서 지방으로 쌓일 위험이 다분히 있기 때문에 두부나 채소를 곁들여서 충분하게 먹고 밀가루는 B형이 그렇듯 별로 먹지 않는 게 좋다.

AB형은 긴장과 스트레스가 지속되면 암이나 심장질환에 걸릴 가능성이 높아서 평소 심신을 안정시키는 정신운동과 함께 등산이나 수영, 자전거 같은 운동을 병행하면 효과적이다.

그렇다고 혈액형 건강법을 너무 심각하게 생각할 건 없다. 그래서 유머 하나 날린다. 무인도에 떨어졌을 때 A형은 슬픔에 잠겨 구조를 기다리지만 그래도 고기를 잡으러 간다.

O형은 친구가 없다고 난리를 치다가 구조하러 오지 않을 거라고 체념하고 가장 빨리 죽는다.

B형은 잘 적응해서 과일을 따러가고, AB형은 그늘에 앉아 A형이 고기 잡는 것을 구경하고 B형이 과일 따는 것을 도와준다. 그대는 어느 형에 속하는가?

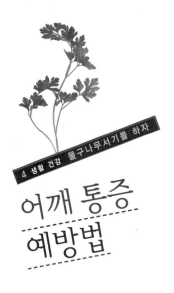

어깨 통증
예방법

　　　　　　　아는 중년 여성이 요즘 어깨가 아파서 못살겠다고 전화로 하소연을 했다. 그녀는 남편이 일찍 회사를 그만두는 바람에 실질적인 가장 노릇을 하고 있다.

　나이가 들면서 수시로 밤 근무를 해야 하는 직장생활이 점점 힘겹게 느껴지지만 생활비와 교육비를 그녀가 모두 감당해야 하는 형편인지라 그만둘 수가 없어서 아무리 고달파도 참으며 다닐 수밖에 없다.

　그것도 모자라서 요즘에는 아들이 학교에도 안 가며 지지리도 속을 썩이는 바람에 그녀는 정말 지구를 떠나고 싶은 심정이란다.

　그녀의 어깨가 유달리 아픈 것은 나이도 나이지만 그녀가 지고 있는 삶의 무게가 너무 무겁기 때문이다. 해야 할 일이 많을 때, 혹은 반대로 아무것도 하지 않고 물러나는 것이 낫겠다고 판단될 때, 해서는 안 되는 일을 했을 때, 자신의 진정한 요구가 이뤄지지 않았을 때 어깨가 긴장하고 굳어진다고 심리학자인 데비 사피로는 말한다.

긴장은 에너지와 느낌의 흐름을 방해하며, 하기 싫으면서도 다른 사람의 요구와 사회적 요구를 억지로 받아들일 때 억압된 행동을 하게 되고, 그로 인해 에너지의 흐름이 어깨에서 막혀버리게 되는 것이다.

어깨는 공포를 느낄 때 올라가게 되는데 이런 현상이 이어지면 어깨 근육이 고정되기 시작하고 나중에는 특정한 자세로 굳어버린다.

어깨에 군살이 붙은 사람은 스스로를 보호하려는 욕구가 강한 사람이며 어깨가 앞으로 구부러진 사람은 신체적인 접촉을 원하는 유형이다.

어깨가 뒤로 젖혀진 사람은 거짓된 힘을 과시함으로써 두려움을 감추려는 사람들인데 정치인이나 조폭 중에 이런 유형이 많다.

이 어깨는 심리적인 원인 외에도 잘못된 자세로 인하여 통증이 생길 수 있다.

목이나 어깨가 아픈 사람들 중에는 사무실에 앉아서 근무하는 직장인들이 대부분이다. 하루 종일 컴퓨터 자판을 두드리거나 모니터를 들여다보는 작업을 하다 보면 어깨와 목이 뻣뻣하거나 뭉치면서 나중에는 통증이 오는 경우가 많다.

더구나 턱을 목의 앞쪽으로 갖다 붙이거나 목 아랫부분이나 등 윗부분이 앞쪽으로 구부러진 상태에서 계속 목을 받치고 있다든가 전화기를 한쪽 어깨에 대고 계속 통화를 하는 일이 많은 이들에겐 어깨 통증이 쉽게 온다.

이런 자세는 목 아랫부위와 등 윗부분의 강직으로 목 근육이 긴장되고 근육이 약해져 목 아래와 어깨 통증을 일으키게 되는 것이다.

견비통 예방을 위한 가장 간단한 처방은 아침저녁으로 만세를 100번씩 하는 것이다.

어깨가 아프다면 아침저녁으로 타월 양끝을 잡고 머리 위, 목 뒤 등으

4

생활 건강 물구나무서기를 하자

248
249

로 가져가서 등을 씻듯이 하는 것이 요령이다. 허리 위로 아픈 팔을 당겨 올리면서 아픈 어깨가 움직이기 쉽게 건강한 손으로 타월을 사용해서 당기는 방법으로 하면 된다.

또 의자에 앉아서 일을 하다가 한쪽 어깨를 등받이 뒤로 걸치고 힘을 뺀 후 다른 손으로 걸친 쪽 팔목을 잡아당기는 방법으로 어깨를 푸는데 10초씩 당겼다 놓는 동작을 대여섯 번 반복하면 효과적이다.

목뼈가 좋지 않아서 어깨까지 아픈 사람은 침대 모서리에 목을 놓은 뒤 머리를 아래로 늘어뜨리면 머리의 무게가 아래로 향하면서 목뼈 사이를 늘여주는 효과로 치료가 된다. 하지만 무엇보다도 어깨가 편안하려면 마음이 먼저 편해야 한다.

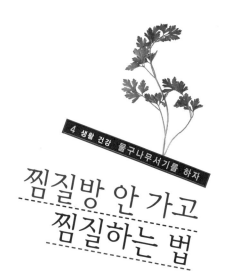

찜질방 안 가고
찜질하는 법

몸이 얼 정도로 강추위가 이어지는 겨울철에는 몸 전체를 뜨끈하게 지지고 싶은 이들이 많을 것이다. 사실 장작이나 연탄을 피워서 설설 끓는 아랫목에 몸을 지지는 맛은 한국인이 아니면 모른다. 그래서 외국에 나가 사는 교포들 중에도 바닥에 온돌을 놓아서 사는 집이 적지 않다고 한다. 아무리 히터의 온도가 높아서 따뜻해도 시원하게 찜질을 해주지는 못하니까 말이다.

요즘은 가정에 끓는 아랫목이 없어서 찜질방에 가는 사람이 많지만, 공기 나쁜 찜질방에 굳이 가지 않아도 찜질하는 방법은 여러 가지가 있다.

강가나 바닷가에 가면 흔히 보는 까만 차돌 중에 동그랗고 납작한 모양을 골라서 주위 모아보자. 그러다 몸이 개운치 않을 때 그 돌을 물에 넣어 펄펄 끓인 후 꺼내서 타월로 싸 등뼈 양쪽으로 나란히 올려놓으면 훌륭한 찜질이 된다.

등뼈 양쪽으로는 우리 몸의 장기와 연결된 경혈이 모여 있기 때문에 뜨거운 돌에서 나오는 원적외선이 이 경혈을 자극해 순환을 도와준다.

배에다 찜질을 하려면 배꼽을 중심으로 위아래, 그리고 경혈이 흐르는 옆쪽을 중심으로 십자가형으로 돌을 놓아주면 된다. 이것을 '스톤 테라피'라고 하고 우리식으로 말하면 돌 찜질이다.

찜질을 하면 피부 혈관과 림프관을 확장시켜 혈액순환을 돕고 백혈구를 활성화하여 염증을 막아주며 병균을 제거하는 효과가 있다.

암에도 찜질이 좋은데 암은 특히 섭씨 42도의 열에 가장 약하다. 그래서 몸 밖으로 나타나 암세포에 열이 잘 전달되는 유방암이나 피부암 같은 암에는 뜨거운 찜질을 하면 좋다.

찜질은 돌로만 하는 게 아니다. 기침, 감기나 요통, 신경통 등에는 겨자 찜질이 좋고 열이 나거나 변이 잘 안 나올 때는 된장 찜질이 효과가 있다.

겨울철에는 신발 속에 마른 고추를 넣으면 동상을 예방하는 발 찜질이 되고, 신경통으로 쑤시고 아픈 곳에 고추를 개어서 바르고 수건을 덮어두면 핫 파스가 된다.

감기로 목이 아플 때는 대파 두세 개를 석쇠에 구운 뒤 목에 대고 붕대를 감아두면 아픈 목이 빨리 낫는 파 찜질, 기침이 많이 나올 때는 양파를 썰어서 거즈에 싸서 목에 감고 가끔씩 새 양파로 바꾸어주면 기침에 좋은 양파 찜질이 된다.

열이 날 때는 이마 위에 두부 한 모를 천으로 싸서 올려놓으면 열을 내리게 하는 시원한 두부 찜질이 된다.

나이가 들면 전립선이 커져서 소변이 시원하게 안 나오는 증상이 생긴다. 이때는 굵은 소금 6숟가락에 모래 4숟가락를 섞어서 볶아 뜨끈해진 상태로 아랫배보다 더 밑쪽에 올려놓으면 소변이 훨씬 시원하게 나온다.

일본에는 화산이 많아서 화산 모래가 흔하다. 이 화산 모래로 찜질을 하면 건강과 피부에 좋다고 해서 온천 지역에 가면 화산 모래로 찜질을 하는 곳이 더러 있다.

새카만 화산 모래가 어찌 그리 무거운지 몸을 파묻으면 쇳덩어리를 올려놓은 느낌이다. 뜨거운 이 모래로 찜질을 하면 땀이 비 오듯 쏟아지는데 덥고 무거운 것이 힘들어서 15분도 채 견디지 못한다.

한번은 어떤 여성이 기록을 세울 정도로 오랫동안 찜질하는 것을 보았다. 드디어는 새빨개진 얼굴로 일어서는 그녀의 한마디가 "아, 시원하다!"였다.

역시 그녀는 찜질방에서 오랫동안 강력한 열로 단련된 한국 아줌마였다.

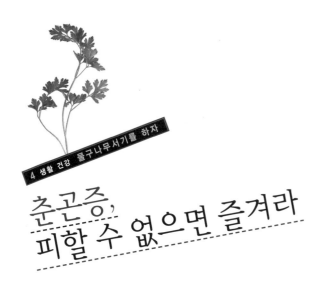

춘곤증, 피할 수 없으면 즐겨라

봄철이면 어김없이 찾아오는 불청객이 있다. 갑자기 피곤해지고 식욕이 떨어지면서 자꾸 졸음이 쏟아져 노곤해지기 일쑤다. 일의 능률이 오르지 않고 짜증만 나다보니 '혹시 나쁜 병에 걸린 것은 아닐까' 하는 우려도 생긴다.

이런 현상은 따뜻해진 외부환경 변화에 우리 몸이 적응하는 과정으로 춘곤증의 대표적인 징후다. 춘곤증은 겨울철에 맞춰 있던 신체가 봄날씨에 적응하면서 발생하는 증상이기도 하다.

겨울에 비해 대기의 온도가 올라가면 인체는 대기와의 온도차를 줄이기 위해 체온을 상승시키게 된다. 피부에 피가 몰리는 대신 내부 장기나 근육에 피가 부족해지면서 근육이 이완돼 나른한 느낌을 갖게 되는 것이다. 이러한 변화가 몸의 생체시계를 교란시켜 춘곤증을 일으킨다.

일조량과 일조시간도 춘곤증의 주요 원인 중 하나다. 낮 시간이 길어지게 되면 일조시간이 적었던 겨울에 적응해 있던 인체에 혼동이 와서 졸음이 자주 오게 된다. 여기에는 멜라토닌이라는 호르몬이 관여하는데 멜라토닌은 계절적으로 겨울에, 하루 중에는 밤에 가장 많이 분비되어 수면을 유도한다.

졸업, 입학, 개학, 취업, 이사 등 봄철이면 으레 몰려드는 여러 생활환경 변화도 춘곤증을 부추기는 데 한몫을 한다. 긴장과 스트레스는 춘곤증을 일으키는 또 다른 복병이기 때문이다.

이 밖에 춘곤증의 원인으로는 단백질, 무기질, 비타민이 겨우내 고갈되면서 부족해지는 현상을 들 수 있다. 근육 형성에 필요한 단백질과 영양물질 대사에 필수적인 비타민은 오히려 봄이 되면 겨울보다 적게는 3배, 많게는 10배가량 더 많은 양을 필요로 한다.

하지만 입맛이 없어 섭취에 소홀해지기 쉬운 때인데다 아침을 거르면 점심에 과식을 하게 돼 식사 후 위장에 혈류가 몰려 뇌와 심장으로 가는 혈류 부족으로 더욱 졸음이 쏟아진다.

그렇다고 인스턴트식품으로 끼니를 때울 경우 비타민 C와 티아민이 결핍돼 춘곤증은 더욱 심해지게 될 것이다.

식욕까지 떨어지면서 두통, 불면증, 현기증, 눈의 피로까지 겹친다면 문제가 심각해진다. 일종의 질환으로 이어질 수 있기 때문이다.

춘곤증을 몰아내는 첫 번째 방법은 규칙적인 생활이다.

춘곤증은 질병이라기보다는 신체적응의 일시적 혼란상태다. 따라서 빠른 적응을 위해 일반적인 건강수칙을 지키는 것이 가장 중요하다. 하루 7~8시간의 숙면이 필요한데 침실 온도는 평균 25도를 유지하는 것이 좋다.

식생활 조절도 춘곤증 극복에 꼭 필요하다.

아침은 반드시 먹도록 한다. 아침을 거르면 에너지가 부족해 오전 내내 졸기 십상이다. 점심은 가능한 한 적게 먹는 것이 좋은데 과식은 뇌로 가는 혈액량, 즉 산소공급량을 줄여 졸음을 부르기 때문이다.

봄이 되면 단백질, 비타민, 무기질 등의 영양소가 겨울보다 많이 필요하게 되므로 이를 충분히 섭취해주는 것이 좋다.

아침에는 생선, 두부나 콩, 채소 위주의 식사를 하고 저녁에는 잡곡밥, 봄나물 등의 채소와 신선한 과일 등으로 원기를 회복시켜줄 것을 권한다.

특히 비타민 B와 C가 풍부한 봄나물, 과일, 해조류 등을 충분히 섭취하면 피로회복과 면역력 증강에 도움이 된다.

적당한 운동도 필수적이다. 달리기와 수영, 자전거타기, 에어로빅 등의 유산소 운동을 매일 조금씩 하면 생체시계가 변화된 외부환경에 빨리 적응할 수 있고 폐활량을 증대시켜 신진대사 기능을 원활히 해주게 된다.

피곤하기 쉬운 봄철에는 과음, 흡연, 과다한 카페인 섭취를 피하고 규칙적인 식사와 절제된 생활을 실천해야 한다. 누적된 스트레스는 그날그날 풀어주어 생리적 부담을 덜어주는 것이 좋다.

오전 중에 머리를 많이 쓰는 일을 하고 오후에는 일상적인 업무를 하는 것이 효율적이며 식사 뒤에는 가급적 운전을 피하는 것이 좋다.

계절을 온몸으로 맞아야 하는 사람의 몸이 약간 피로감을 동반하는 부적응 현상을 피해 갈 수는 없는 노릇이다. 하나의 봄철 세레머니라고 여기고 즐겨보는 것은 어떨까.

봄은 춘곤증 이외에도 만성적인 성인병이나 호흡기 질환, 알레르기질환 등이 악화되기 쉬운 계절이다.

피곤하고 나른한 증상을 무작정 계절 탓으로 돌리다가 감춰진 질병까지 놓칠 수 있으니 일에 쫓겨 돌보지 못한 몸을 한번쯤 점검해보는 여유를 가지는 것도 잊지 말아야 한다.

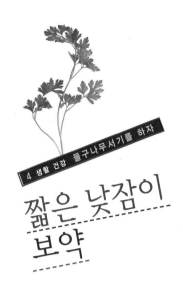

짧은 낮잠이 보약

　　　　미국 과학자들은 잠을 2시간만 자도 몸이 피곤하지 않게 하는 마술 같은 약을 개발 중이라고 한다. 목적은 군인들이 적은 수면에도 전투를 잘할 수 있게 하기 위해서이고, 또 야간근무나 교대근무 등으로 잠이 부족한 일반인들을 위해서이기도 하다. 이 약이 개발되면 아마 많은 사람들에게 큰 호응을 얻을 것이다. 늦게 자는 생활 습관 때문에 현대인들은 잠이 부족하기 때문이다.

　생체시계는 우리에게 밤 9시쯤에는 누워 잘 것을 요구하지만 이 시간에 자는 사람은 거의 없다. TV를 보든지 인터넷을 하든지 돌아다니든지 아무튼 자정 이전은 초저녁이다.

　우리의 간은 밤 9시가 되면 피가 가장 많이 모여드는 활동이 시작된다. 그래서 피가 잘 모여들도록 누워 있어야 하는데 눕질 않으니 간이 할 일을 제대로 못하게 되는 것이다. 그래서 급성 간염에 걸린 환자가 병원에 입원하면 돌아다니지 말고 누워 있으라는 주의를 듣게 된다. 누워 있는 자세가 간을 회복시키는데 도움을 주기 때문이다.

밤 9시에 누워서 오전 5시쯤에 일어나면 가장 좋지만 그게 안 되면 늦어도 밤 11시에 잠자리에 들었다가 오전 6시에는 일어나야 한다. 그런데도 거의 밤 12시가 넘어야 자고 오전 6시쯤 일어나니 몸이 개운할 리가 없다.

수면 요구량은 개인에 따라 조금씩 다르지만 청소년들은 대체로 9시간은 자야 하고 어른들은 7~8시간은 자야 신체기능이 회복되고 인지능력이 발달한다. 그런데 실제로 청소년들은 공부 때문에 대여섯 시간밖에 못 자고 어른들도 마찬가지다. 그러니 다음날 졸리고 집중력이 떨어지는 것은 당연하다.

아이들은 잠자는 동안 뇌세포를 구성하는 아미노산 분비가 잘되고 낮시간 동안에 지친 근육도 회복된다.

성장호르몬을 비롯한 각종 호르몬도 자는 중에 분비된다. 이러니 잘 못 자면 키도 작을 수밖에 없다. 아역 출신 연기자들이 대개 키가 작은 것은 촬영 때문에 밤잠을 못 자고 스트레스를 많이 받았기 때문이다.

밤잠이 모자라면 낮잠이라도 짧게 자서 피로를 풀어야 하는데 낮잠 자기도 쉽지 않다. 하지만 요즘 미국이나 유럽에서는 사원들에게 낮잠을 권장하고 있다고 한다. 낮잠을 자게 했더니 업무능률이 훨씬 더 높아졌기 때문이다.

학교 다닐 때, 5교시 끝나고 바로 책상에 엎드려 10분 동안 자고 나면 아주 개운해져 오후 내내 수업을 잘 받았던 경험을 누구나 해봤을 것이다. 짧은 낮잠은 보약이다.

동시로 유명한 윤석중 선생님은 아흔이 넘도록 장수하셨는데 이 분은 매일 오후에 짧게 목욕을 하고 나서 아무것도 입지 않은 채 홑이불만 덮고 대자로 누워 낮잠을 잠깐 주무시는 것이 건강비결이었다. 이렇게는 못해도 사무실에서 의자에 뒤로 비스듬히 기대거나 아니면 책상에 엎드려서라도 잠깐 자는 낮잠은 보약이 될 수 있다.

밤에 잠을 자고 싶어도 잠이 잘 오지 않는 이들은 양 젖꼭지 사이의 중심점에서 심장 쪽으로 2cm 가서 쑥뜸을 뜨면 도움이 된다. 그런데 이 이야기를 들은 어느 할머니께서 효과가 없다고 불평하셨는데 알고 보니 배에 뜸을 뜨신 것이다. 왜냐하면 할머니는 젖가슴이 축 처져서 꼭지가 배에 내려가 있었기 때문이다.

어쨌든 밤에 잠을 잘 자려면 침실에서는 고민과 근심은 내려놓고 오직 잠자기와 섹스만 하면 된다.

어떤 사람이 길가다 짐 보따리를 이고 가는 할머니를 태워주었는데 할머니는 계속 보따리를 이고 있었다. 이유인즉 태워준 것만도 고마운데 어떻게 보따리까지 내려놓느냐는 것이었다.

걱정이 많아 잠 못 이루는 이들이야말로 이 할머니처럼 보따리를 이고 있는 사람들인 것이다.

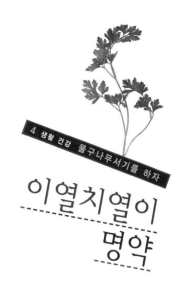

이열치열이
명약

여름철이면 꽤나 잘 팔리는 것들이 있다. 맥주, 청량음료, 아이스크림, 빙수, 냉면 같은 차가운 음식들이다. 어디 그뿐인가? 버스를 타도, 백화점이나 공공기관에 가 봐도 추울 정도로 에어컨을 빵빵하게 틀어놓는다.

"야, 참 살기 좋은 세상이야!"라고 하겠지만 실상은 살맛 나지 않는 세상일 수도 있다.

선풍기조차 없어서 땀을 삐질삐질 흘리며 부채질이나 하고 등목이나 했던 옛날에 비해 쾌적해진 것은 사실이지만, 이 쾌적함이 바로 우리의 건강을 해치는 원인일 수도 있다.

우리 몸은 늘 가장 적당한 체온으로 유지돼야 건강한데 체온이 내려가면 면역력이 떨어지게 된다. 감기에 걸리는 것은 빨강 신호등이 켜지는 시작일 뿐이고 체온 1도가 내려가면 배설기능이 떨어지고 자율신경실조증이 나타난다.

예컨대 암세포가 가장 잘 자라나는 체온이 35도다. 결론적으로 암은 시원한 곳을 좋아하는 것이다.

우리 몸에서 유일하게 암에 걸리지 않는 기관이 있는데 그건 심장과 비장이다. 심장은 쉬는 시간이 없이 늘 움직이기 때문에 많은 열을 내는데 우리 몸에서 11퍼센트의 열을 심장이 내니 한마디로 늘 뜨끈뜨끈할 수밖에 없다. 비장은 적혈구를 저장하는 곳이기 때문에 이곳 또한 열이 많다. 그래서 뜨거운 심장과 비장에는 암이 생기지 않는 것이다.

반대로 우리 몸에서 암이 잘 생기는 장기들은 바깥과 통해 있어서 차가운 기운이 들어가는 곳들이다. 위, 대장, 식도, 자궁, 난소, 폐 같은 장기들은 공기가 들어가서 냉해지기 쉽기 때문에 그만큼 암세포가 잘 자랄 수 있는 여건이 된다.

밖으로 튀어나온 유방은 온도 유지가 더 어려워서 암이 잘 생긴다. 그래서 유방이 큰 여성이 작은 여성보다 암이 더 잘 생긴다는 이야기도 있다.

암은 열에 약하기 때문에 온열요법으로 암을 치료하는 방법들도 있다. 초음파나 마이크로웨이브, 고주파 등을 암 부위에 1시간 가까이 쏴서 42~44도 정도로 열을 올려 암을 약화시키는 방법인 것이다.

예전에 이런 치료법이 없을 때, 암 환자가 오랜 기간에 걸쳐 고열이 나는 병에 걸려 암이 치료된 경우가 가끔씩 있었다.

몸이 냉해지면 암뿐 아니라 동맥경화, 심장경색, 뇌경색 같은 병에 잘 걸리게 된다. 그래서 몸을 차갑게 만드는 것들을 피해야 하는데 특히 여름엔 체온 저하의 가장 큰 적이 에어컨이다.

냉방을 세게 하는 사무실 같은 곳에서 일하는 사람들은 팔과 다리를 따뜻하게 감싸는 옷을 입고 수시로 따뜻한 물을 마셔야 한다.

음식 중에서도 빙수나 청량음료처럼 느낌이 차가운 음식뿐만 아니라 열대 과일이나 커피, 콜라, 맥주, 백설탕, 화학조미료, 빵, 마요네즈, 크림 같은 식품들도 체온을 저하시키니 피하는 것이 좋다.

여름이 되어 몸의 겉은 더운데 실상 몸 안의 체온은 내려가는 것이 가장 나쁜 상태다. 그래서 우리 조상들이 이열치열이라며 여름에 뜨거운 삼계탕을 먹거나 강가에서 매운탕을 끓여 먹었던 것이 얼마나 지혜로운 건강법인지 모른다.

에어컨을 잔뜩 튼 식당에서 냉면과 빙수를 먹고 후식으로 커피까지 곁들인다면 최악의 선택이다.

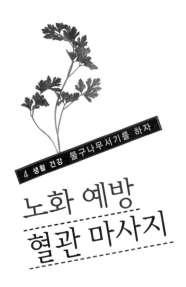

노화 예방
혈관 마사지

올해 91세가 된 세노오 사치마루란 노인의 건강 나이는 60대에 못지않다. 혈압도 정상이고 콜레스테롤 수치도 정상이며 심장, 간, 눈과 귀를 비롯한 모든 기관이 건강하다. 게다가 아직 의사로서 연구 활동을 하고 있다.

그가 이토록 정정한 것은 혈관 마사지 덕분이다. 아침에 일어나자마자 온몸의 혈관을 마사지한 덕분에 별다른 운동을 하지 않았는데도 혈관이 쌩쌩하단다. 사실 그의 말대로 혈관 나이가 바로 건강 나이다.

음식을 아무거나 먹고 불규칙하게 산 사람은 아무리 20대더라도 혈관이 노인처럼 되어 동맥경화증이 나타난다는 것이 조사에서 밝혀졌다.

노화현상은 혈액이 제대로 흐르지 않아서 생기는 현상이라고도 할 수 있다. 우리 몸의 영양과 산소를 싣고 온몸에 그걸 전달하는 것은 배달부인 혈액이 결정한다. 배달부의 수가 적고 느리면 그만큼 건강하지 않다는 이야기다.

그런데 이 배달부는 운동을 많이 하고 잘 움직이는 조직으로는 많이 가지만, 잘 움직이지 않는 게으른 조직으로는 많이 가지 않는다.

이렇게 혈액이 많이 가지 않는 조직은 신선한 영양과 산소가 부족하기 때문에 세포가 빨리 늙고 쇠퇴한다. 그래서 매일 온몸의 각 부분을 고루고루 움직여주고 운동하는 게 중요하다.

혈관 마사지를 하면 피가 흐르는 혈관을 자극해 흥분시키는 역할을 하고, 더불어 일산화질소가 생겨 혈관을 넓히는 물질이 증가되고 그 부분의 혈관이 넓어져 피가 많이 흐르게 된다. 그러면 혈액 속에 있는 산소와 영양이 잘 공급돼 세포의 건강을 유지시킨다.

목욕탕에서 때를 밀 때 시원한 것은 때를 미는 것이 마사지 역할을 해서 혈관이 확장돼 노폐물이 잘 빠져나가고 영양과 산소가 공급되어 피로가 풀리기 때문이다.

이러한 혈관 마사지를 91세의 그 노인은 아침마다 20년간 해왔다.

혈관 마사지는 의외로 간단해서 누구나 할 수 있다. 단, 일어나서 밥을 먹기 전인 공복에 15분에서 20분 정도로 해야 한다.

기본 동작은 두 손 혹은 양손으로, 아래쪽으로 또 위쪽으로 문지르는 왕복 마사지 후에 오른쪽으로 또 왼쪽으로 문지르는 왕복 마사지로 하는 십자가식 방법이다. 단순히 피부 겉을 문지르는 식이 아니라 깊숙이 있는 혈관을 마사지한다는 느낌으로 문지르면 된다.

이건 아무 기술이 없어도 두 손만 있으면 남녀노소 모두가 할 수 있다. 머리부터 시작해서 발끝까지 뼈를 따라가며 차례대로 동작을 반복하며 문질러주면 그 부분의 혈관이 확장되면서 온몸의 혈액순환이 아주 잘된다.

그리고 등 같은 곳은 손이 안 닿기 때문에 누워서 등을 아래위로 또 옆으로 움직이며 바닥에 마찰시키는데, 이때 두 팔은 쭉 펴서 양옆에 붙이고 이완된 상태로 편안하게 하면 된다. 몸의 어느 부분이 좋지 않은 사람은 그 부분을 더 많이 상하좌우로 문질러준다.

이 마사지를 꾸준히 하면 혈압이나 당뇨 같은 생활습관병이 좋아지고 피부가 젊어지며 암을 예방하는 효과도 있다.

남성들이 그토록 좋아하는 정력증강의 효과도 있다. 혈액이 그곳 해면체에 빨리 가득 채워지려면 혈관이 넓어져야 하는데 마사지는 그 역할을 도와주는 것이다. 그렇다고 아랫배만 문지를 것이 아니라 온몸을 고루 문질러야 효과가 있다. 그러다 보면 혈액 배달부가 그곳의 벨을 두 번 울릴지도 모른다.

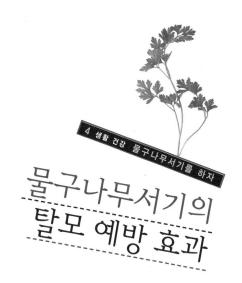

물구나무서기의
탈모 예방 효과

머리카락이 한 올도 없는 대머리 남자가 오토바이를
몰고 가다 신호를 위반하자 어디서 나타났는지 경찰차가 나타나 마이크
로 불러댔다.

"살색 헬멧, 살색 헬멧 오토바이 세워요."

대머리는 이처럼 유머의 소재가 되곤 하지만 정작 당사자에게는 보통
심각한 게 아니다. 더구나 가을이 되면 낙엽이 떨어지는 것과 보조를 맞
추듯 머리카락도 더 많이 빠지니 가뜩이나 머리숱이 적은 사람들은 죽을
맛이다.

일부에서는 육식 위주의 식사가 탈모를 부른다고 주장하지만 가설에
불과할 뿐, 실제 채식주의자에게는 탈모가 없고, 비만한 사람에게 탈모
가 심하다는 연구결과는 아직 나오지 않았다.

오히려 모발의 성분은 젤라틴으로 구성되어 있기 때문에 건강한 머리
카락을 가지려면 동물성 단백질도 적당히 섭취해야 한다. 합리적이고 균

형 있는 식생활을 유지하면서 콩, 두부, 우유, 해산물, 장어, 생선류 등 단백질원을 섭취하는 것이 바람직하다.

원론적이긴 하지만, 머리카락을 보존하고 제대로 나게 하려면 머리의 혈액순환이 잘돼야 하고 영양 공급을 잘해줘야 한다. 물론 호르몬 문제나 스트레스로 인한 탈모가 있고 유전적 탈모도 있다. 유전적 탈모야 어쩔 수 없다 하더라도 일반적으로 일어나는 탈모 현상은 관리만 잘해주면 어느 정도 막을 수 있다.

탈모 예방에 좋은 효과를 보이는 것이 물구나무서기다.

인체에는 약 4.5l의 피가 순환하고 있는데 복부의 피는 배의 압력으로 심장으로 보내진다. 그런데 나이가 들면 배의 압력이 약해지니 많은 피가 복부에 머물러 전신의 혈액이 부족하게 된다.

다시 말해, 머리 꼭대기까지 혈액순환이 잘되어야 산소와 영양이 두피에 고루고루 가지만 머리 부분에 피가 많이 흐르지 않으면 이게 잘 안 된다. 그러니 물구나무를 서면 혈액이 머리 쪽으로 몰리게 돼 이런 문제가 해결된다. 아침저녁으로 물구나무서기를 30초 정도씩 꾸준히 하면 탈모가 많이 개선될 수 있다.

목이 뻣뻣하게 굳은 경우도 머리로 혈액이 충분히 올라가는 걸 방해하기 때문에 목을 좌우로 돌리고 앞뒤로 굽히는 운동이나 목뒤로 양손을 깍지 끼고 상체를 좌우로 돌리는 운동도 목을 풀어주는 효과가 있다.

스트레스는 목을 뻐근하게 만들어 두피의 혈액순환이 느려지고 모발이 자라지 못하게 하는 일을 하기 때문에 스트레스도 꼭 풀어주어야 한다. 반신욕이나 복식 호흡 등을 해주면 어느 정도는 도움이 된다.

두피를 자극하면 혈행이 좋아지기 때문에 어떤 방법이든지 자극해주는 것이 좋다. 뾰족한 이쑤시개 같은 것을 묶어서 두피를 콕콕 찔러주어도 좋고 손가락 끝으로 꾹꾹 눌러주어도 좋다.

두피를 자극하는 성분으로는 생강이 효과적이다. 생강과 소주를 함께 끓인 것을 식혀 솜에 적셔서 두피에 골고루 바른 뒤 손가락 끝으로 마사지하듯 10분쯤 문질러주고 씻어주는 방법으로 하면 된다.

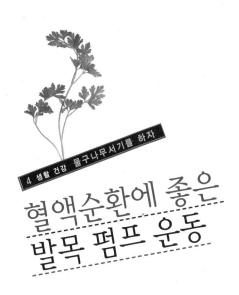

혈액순환에 좋은
발목 펌프 운동

날씨가 추워지면 밖에서 운동하는 사람들의 수가 확 줄어들 수밖에 없다.

추운 날에는 실외에서 마땅히 할 운동이 없는 것도 그렇지만, 추위에 스스로가 활동영역을 좁히는 경우가 많다. 그 대신 TV의 스포츠 중계를 보는 것으로 운동을 대신하는 이들이 적지 않으니 겨울 동안 살찌는 사람이 많을 수밖에 없다.

긴긴 겨울 동안 운동을 안 하고 살 수는 없는 노릇이니 집에서라도 무슨 운동이든 해야 한다.

손쉬운 스트레칭이 좋지만 그것도 힘들다면 뜨뜻한 구들장을 지고 누워서 하는 효과 좋은 운동이 있다. 아니 꼭 겨울철이 아니더라도 운동에 특별히 시간을 낼 수 없는 사람들에게 적합한 운동법이다.

둥그런 나무토막 하나만 있으면 할 수 있는 운동이 발목 펌프 운동이다.

직경이 6~10cm 되는 통나무나 대나무 조각, 아니면 PVC 파이프라도 있다면 복사뼈 4cm 위 발목 지점 밑에 수건을 감싸서 놓고 한쪽 다리를 20~30cm쯤 들어 올린 후 툭 떨어뜨리면 된다.

한쪽을 이삼십 번씩 한 뒤 다른 쪽 발을 교대하면 되는데, 20분을 하면 충분하지만 처음에는 무리가 가지 않게 5분 정도로 시작하는 게 좋다.

이 운동은 발목에 있는 혈관과 경혈점, 근육에 자극을 주고 종아리 근육의 이완과 수축이 반복되어 펌프작용을 한다. 따라서 정맥의 판이 역류를 막아 혈액을 심장으로 도로 보내니 혈액순환이 잘되고 신진대사에도 도움이 된다.

특히 병이 있거나 걷기가 힘든 사람은 내려간 혈액이 잘 올라오지 못해서 노폐물이 더 잘 쌓이는데 발목펌프를 하면 걷는 것보다 더 심장으로 혈액이 잘 올라와 혈액순환이 촉진된다.

이 운동은 큰 나무에 수분과 영양이 공급되는 원리를 몸에 적용한 것으로, 나무의 뿌리에 해당하는 발목에 압력을 가하는 동작이다.

아침에 잠이 깨면 자리에서 일어나기 전에 하고 저녁에는 자기 전에 해주면 되는데 심장의 반대쪽인 오른발부터 해주면 된다.

또 하나는 누워서 할 수 있는 모관운동으로 낮은 베개를 베고 누운 자세로 두 팔과 다리를 수직으로 올려서 떠는 동작이다. 발목을 바싹 젖혀서 다리 뒤쪽의 정맥관이 충분히 수축되게 하고 팔은 손바닥이 마주 보게 펴서 한다.

이렇게 해주면 정맥의 피가 쉽게 내려와 혈액순환이 활발해져 혈압도 좋아지고 손발이 냉한 것도 완화되며 손발의 마비도 예방해준다.

1분 정도만 해도 힘들기 때문에 1분씩 끊어서 하는 방법으로 하루에 30분 정도만 하면 이보다 더 좋을 수 없는 보약운동이 된다.

건강하고 젊은 사람들이야 얼마든지 겨울 스포츠를 즐길 수 있지만 빙판에다 추운 바람이 무서운 사람들은 이런 운동이 정말 필요하다.

눕자, 누워서라도 이렇게 움직여주자.

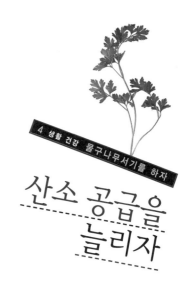

산소 공급을 늘리자

운동선수들은 경기 중에 크고 작은 부상을 경험한다. 몸을 격렬히 놀리는 운동일수록 그 빈도는 더 많아지는데 축구 경기가 대표적이다.

예전에 축구선수 베컴과 루니가 부상을 당했을 때 산소텐트로 효과를 봤다고 했는데, 요즘 박주영이나 박지성 같은 선수들이 부상의 빠른 치료를 위해 산소텐트를 이용하고 있다고 한다.

산소텐트란 산소를 흡입할 때 쓰는 텐트 모양의 비닐 장치로 호흡 곤란이나 쇼크 상태에 있는 환자를 치료하는 용도로 쓰이는 기구를 말한다. 그런가 하면 수술을 한 환자들도 수술 부위가 빠르게 회복되기 위해 산소요법을 쓰는 경우도 있다.

산소를 충분히 마시면 우리 몸의 자연 치유력이 증가하고 바이러스나 각종 균에 대한 저항력이 강해져서 상처도 빨리 낫고 질병의 치료 효과도 높아진다.

그래서 예전에 병이 나면 공기 좋은 시골로 요양을 보낸 방법도 근거가 있는 치료법이다. 마이클 잭슨 같은 경우는 건강보다는 늙지 않기 위해 주기적으로 산소탱크에 들어가는 요법을 사용했다. 우리는 비싼 산소탱크까지는 못 들어가도 맑은 공기를 마시기만 해도 좋다.

공기가 좋은 건 알지만 요즘 대도시의 공기는 너무 탁하다. 게다가 겨울철이면 문까지 꼭꼭 닫고 살아서 실내공기 속에 산소가 더 부족하다.

춥다고 창문을 잘 안 열어놓은 데다 난로라도 때면 밀폐된 실내는 당연히 산소가 희박해지고 탄산가스만 많아져서 오래 있다 보면 머리가 띵해지고 피로를 빨리 느낄 수밖에 없다.

거기다 옷을 두껍게 입다 보니 피부의 산화작용이 부족해져 몸속에 일산화탄소가 생겨나고 그것이 혈액 속의 헤모글로빈과 결합해 유독물질을 만들어낸다. 이렇게 되면 두통과 현기증만 생기는 것이 아니라 각종 질병의 원인이 되기도 한다.

산소가 부족하면 모낭세포의 활동이 떨어져 머리카락이 더 많이 빠지니 탈모에 신경 쓰는 사람들은 산소공급을 충분히 해줘야 한다. 그래서 아무리 추워도 환기를 자주 시키고 옷도 약간 추위를 느낄 정도로 입어서 피부 기능을 단련해야 한다.

집에 있을 때는 창문을 활짝 연 상태에서 옷을 벗고 잠깐씩 피부호흡을 시켜주는 방법이 좋다. 추운 겨울에는 환기 후에 문을 닫고 옷을 잠깐 벗어서 피부가 신선한 공기에 접하게 하면 몸속 일산화탄소가 배출되고 혈액순환에 좋아 감기나 각종 질병에 강한 몸이 된다.

겨울철 실내 산소농도를 높이기 위해서는 산소를 많이 뿜어내는 식물인 아레카 야자나 관음죽, 인도고무나무, 아이비, 스파티필름, 행운목 같은 나무들을 두는 것도 좋은 방법이다.

선인장 식물은 밤에 산소를 내보내기 때문에 침실에 선인장 종류를 두면 자는 동안 산소를 많이 마실 수 있어서 아침에 피곤이 가신 몸으로 일어날 수 있다.

마시는 산소뿐만 아니라 몸속에서 만들어내는 산소도 중요한데 산소 함유량이 높은 음식은 익히지 않은 날 음식인 채소, 과일, 회 등이다.

높은 온도에 튀기거나 구워서 산소가 없어진 음식은 세포에서 받아들이지 못해 노폐물로 쌓여 몸이 붓고 살이 찌게 된다. 또 요산과 결합해 암의 인자를 만들기도 한다.

익혀도 살짝 데친 음식을 먹어야지 높은 온도에서 조리하면 산소가 다 없어진다. 겨울 한철을 건강하게 지내려면 산소에 신경을 쓰자.

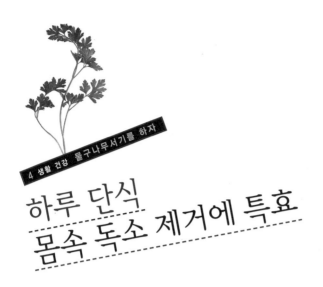

하루 단식
몸속 독소 제거에 특효

　　　　　가수 비가 인기를 얻기 전에 사흘을 굶었는 데 동료 가수가 빵을 사들고 와서 눈물을 흘리며 먹었다는 이야기를 방송에서 한 적이 있다. 비는 말 그대로 눈물 젖은 빵을 먹은 셈이다. 그런 처절한 배고픔을 겪어본 비이기에 가수가 되기 위해 이를 악물고 피나는 연습을 했을 것이다.

　사람은 굶어봐야 강한 사람이 된다. 대통령도 가난 때문에 굶어본 시절이 있었기에 고난에도 꺾이지 않는 강인한 인격이 됐을 것이다. 그렇다고 강한 사람이 되기 위해 일부러 굶기는 힘든 일이지만 몸과 마음의 건강을 위해 굶을 수는 있다.

　결론부터 말해 굶는다는 것 자체가 무조건 나쁜 것은 아니다. 우리의 전통적 건강 지혜를 보더라도 호흡은 내뿜는 호기를 잘해야 하고, 마음도 비우는 것을 잘해야 하고, 장도 비우는 것을 잘해야 한다는 것이다. 절식·단식·금식도 모두 그런 생각에서 기초한 것이다.

밖에서 활동하며 수없이 이어진 외식과 회식으로 알게 모르게 과식을 했다면 이제 지친 내장과 세포들이 쉴 수 있게 단식을 해보면 어떨까.

며칠씩이나 하는 단식은 활동을 하면서 하기에는 너무 힘드니 대청소하는 기분으로 하루라도 해보면 좋겠다.

사실 하루를 굶는 것도 쉽지 않은 일이다. 먹어야만 산다는 고정관념이 단식을 하는 데 있어 최대의 적이 되며, 굶을 때 오는 고통은 인생의 삶 속에서 가장 극복하기 어려운 시련 중에 하나이기 때문이다.

그러니 한 끼를 굶을 때 다음 끼니는 먹을 수 있다는 희망이 있으면 견디기가 쉬운데, 다음 끼니도 굶어야 한다고 생각하면 아무런 희망이 없어지고 살맛이 안 나기 때문에 너무나 힘든 자신과의 싸움이 될 것이다.

이렇게 굶으면 우리 몸에는 비상령이 내려진다. 땔감이 안 들어오니 몸에 쌓인 독소나 노폐물을 땔감으로 쓰려는 것이다.

그래서 단식은 독소 제거에 가장 좋은 방법이다. 또 단식을 하면 백혈구 수가 늘어나고 면역력이 높아져 질병 치료에 도움이 되며 장에 쌓인 숙변을 배출하기가 쉽다.

단식을 하면 정신력도 강해진다. 굶는다는 건 가장 강한 본능적 욕망에 도전하는 행위이기 때문이다. 그래서 흥분되거나 들뜨지 않는 편안한 마음을 갖게 된다. 굶을 때 오직 원하는 것이 죽 한 그릇이라는 것을 경험하게 되면 다른 욕심들을 버리기가 조금은 수월해질 것이다.

그러나 살을 빼기 위해 굶는 건 별 소용이 없다. 아무리 체중이 빠져도 단기간에 굶어서 뺀 살은 먹기 시작하면 바로 돌아오기 때문이다.

여러 날을 단식한다면 물만 마시는 것보다는 생과일주스 등으로 비타민과 미네랄을 보충해줘야 몸에도 무리가 가지 않고 견디기도 쉽다.

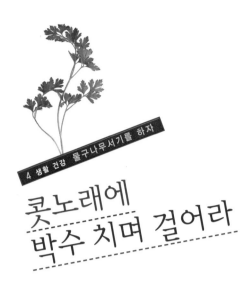

콧노래에
박수 치며 걸어라

억울한 소문 때문에 인터뷰하다가 바지춤을 내려서 화제가 된 가수 나훈아의 공연장에는 아줌마들이 항상 자리를 가득 채운다.

나훈아가 등장하기만 해도 박수가 쏟아지고 발갛게 상기된 표정에는 신명이 가득하다. 그런데 그 옆에 꿔다놓은 보릿자루처럼 앉아 있는 남편들은 그저 마지못해 박수를 치는 것 같은 표정들이다. 굳이 여러 가지 사례를 나열하지 않아도 남자들은 여자보다 웃음이나 박수에 인색하다.

남자들이 여자보다 빨리 죽는 이유 중 하나도 이렇게 웃음과 박수에 인색하기 때문이다. 제대로 스트레스를 해소하지 못한다는 이야기다.

박수 하나만 열심히 쳐도 남보다 몇 년은 더 살 수 있다. 돈이 드는 것도 아니고 특별한 장소가 필요한 것도 아닌 이 박수치기만큼 쉬운 건강법도 없다. 그래서 박수 건강학이란 말도 생겼다.

박수를 치는 동작은 겉으로 보기에는 매우 평범한 동작 같지만 그 안에는 건강의 비결이 숨어 있다.

손바닥에는 340가지 경혈이 있고, 심장과 폐 등의 장기와 연결된 여러 경락이 흐르고 있어서 박수치기로 손바닥을 자극하면 장기 기능이 활성화된다.

손을 자극하면 건강에 좋다는 것은 이미 과학적으로 입증된 사실이어서 많은 사람들의 신뢰를 얻고 있다. 30초간 박수를 치면 10m 거리 왕복 달리기를 하는 것과 거의 맞먹는 운동 효과가 나타난다는 것이다.

손을 많이 움직이는 사람들이 무병장수한다는 통계자료도 있다. 미국에서 조사한 바에 의하면 건강하게 오래 산 사람들 중 1위가 지휘자이고, 2위가 피아니스트였다. 두 직업의 공통점은 손을 많이 사용한다는 점이다.

박수는 혈액순환에 탁월한 효과가 있을 뿐만 아니라 신진대사를 촉진시키는데 이 박수에 노래까지 더해지면 그야말로 금상첨화의 건강법이다. 그래서 노래교실에 열심히 나오는 여성치고 건강하지 않은 이가 없다. 신나는 노래를 하면서 손바닥이 화끈거리도록 박수를 쳐대니 운동 효과가 좋을 수밖에 없다.

요즘은 찜질방 같은 곳에서도 노래교실이 열려서 아줌마들이 잔뜩 모여 신나게 노래하며 박수 치고 춤까지 추는데, 저렇게 살면 정말 건강해지겠구나 싶을 정도로 온몸에 피가 씽씽 돌고 우울증이 먼지 털리듯 떨어져 나가는 모습들이 보인다.

박수 치는 요령은 몇 가지로 구분할 수 있다.

손바닥이 마주 보는 박수를 힘껏 치면 내장기관을 튼튼하게 만든다.

요령은 손가락을 쫙 편 상태에서 약간 뒤로 젖히고, 손목은 서로 붙인 채로 손바닥만으로 박수를 친다. 또 한 손은 손바닥, 한 손은 주먹을 쥐고 치는 박수는 집중력을 향상시킨다.

주먹끼리 마주치는 박수는 두통과 어깨 부위의 통증을 예방하고 치료하는데, 주먹을 쥔 후에 양손을 맞대고 손가락이 닿는 부분끼리 박수를 친다. 처음엔 손가락 뼈마디가 아프지만 익숙해지면 경쾌한 목탁 소리가 나면서 통증을 느끼지 않는다.

손등끼리 마주치는 박수는 허리와 척추를 강화해준다. 한쪽 손등을 다른 한 손으로 때리듯이 치는 박수로 양손을 번갈아가며 손등을 치는 것이 요령이다. 요통이 심하거나 평소에 허리를 많이 사용하는 일을 하는 사람들에게는 이 박수를 꾸준히 쳐주면 좋다.

손가락 박수는 양손을 마주 대고 손바닥은 뗀 채로 손가락끼리만 부딪치는 박수로, 소리가 나지 않는다. 손가락을 집중 자극하는 이 박수는 심장과 기관지를 자극해서 이와 관련된 질병 예방과 치료에 효과적이며 특히 코 부위가 좋지 않은 사람은 자주 해주는 것이 좋다.

손목 박수는 손목과 연결된 손바닥의 끝부분만 댄 채로 마주치는 박수로, 이 부위와 연결된 방광을 자극하는 효과가 있어서 생식기 기능을 좋아지게 하고 정력증강에도 효과적이다.

이렇게 좋은 박수 치기를 걸으면서 하면 이보다 더 좋은 건강법은 없다.

뇌졸중 환자를 박수를 치면서 걷게 하면 손동작이 2배 가까이 늘며 회복이 빨라진다. 치매가 걱정되는 분들은 박수 치며 걷기를 매일 하면 치매도 예방된다. 뿐만 아니라 스트레스를 받아서 가슴이 답답하고 우울해진 사람이 하면 스트레스가 많이 풀리는 효과를 실감할 수 있다.

다이어트를 하기 위해 매일 걷는 이들은 걸을 때 박수를 치면 혈액순환과 신진대사가 더 활발해져서 살 빠지는 효과가 한층 좋아진다.

결론적으로 걸으면서 박수를 치고 노래까지 하면 가장 좋은 방법이지만 체면 때문에 노래까지는 하기 힘들다면 대신 콧노래도 괜찮다.

콧노래를 자주 하면 호흡기에 산화질소가 많이 생겨서 호흡기에 있는 세균들을 죽이고 면역력이 강화되며 혈액순환도 잘되니 큰 소리가 아니라도 그냥 낮은 콧노래를 흥얼거리며 걸어보자.

물론 손바닥 박수, 주먹 박수, 손등 박수 등 골고루 쳐가면서 말이다.

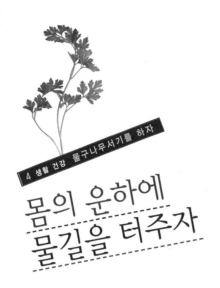

몸의 운하에
물길을 터주자

4대강 개발이 논란의 중심에 있지만 대운하에 대해 찬반양론이 역시 많았다.

인천서 부산까지 운하가 생긴다면 700km가 좀 넘고 한반도 운하를 다 합쳐봐야 1,000km가 못된다. 하지만 우리 몸에 있는 운하를 다 합치면 총 길이가 20만km나 된다.

강물이라고 할 수 있는 이 흐름이 순조로우면 건강하고, 이 흐름이 한 곳에 정체되면 노폐물이나 독소가 제대로 배설되지 못해 여러 가지 병이 생기기 쉽다.

정상인도 몸에서 끊임없이 암세포가 생기는데 이런 세포를 잡아먹는 것이 킬러세포다. 그런데 몸속 물의 흐름이 잘 안 돼 모세혈관까지 이 킬러세포가 들어가지 못하면 암세포를 전멸하지 못해 암이 슬슬 자라는 것이다.

담배가 해로운 건 이 물길이 막히게 만들기 때문이다. 그래서 담배 피우는 사람은 특히 물을 많이 마셔야 그나마 물길이 나아진다.

물을 잘 마시지 않으면 가뭄 때문에 운하의 수량이 줄어들어 수질이 나빠지는 것처럼 염증이 잘 생긴다. 충분한 물을 흘려주면 요로감염이나 방광염, 결석, 통풍 등도 방지할 수 있다. 그러나 앉은 자리에서 많은 물을 한꺼번에 벌컥벌컥 마시면 안 되는 사람도 있다. 하수도 기능이 나쁜 사람들이다. 들어가는 물은 많은데 나오는 물이 적은 이들이다.

신장 기능이 떨어지는 이들은 되도록 조금씩 천천히 물을 마셔야 한다. 그리고 소변으로만 아니라 땀으로 수분을 배출시키면 좋다.

땀은 운동을 하거나 더운 곳에 있거나 매운 음식을 먹어도 나오는데 이때 나오는 땀은 묽은 땀이다. 그런데 몸속 깊숙이부터 데워주는 원적외선 속에 있으면 피지선이 열리면서 끈적한 땀이 나오는데 이 속에는 콜레스테롤과 젖산, 화학물질, 피하지방 같은 것들이 많이 포함되어 있어서 노폐물 배출에는 더없이 효과적이다.

황토 집에 군불을 때고 앉아 있으면 나오는 땀이 바로 이런 땀이다.

수분 배출을 돕는 음식은 옥수수염이나 수박껍질, 그리고 팥 등이 있다. 눈두덩이 잘 붓거나 발목이 자주 붓는 사람은 아무래도 신장 기능이 약한 사람이니 이뇨작용이 있는 것들을 자주 먹어주면 도움이 된다.

칼륨 성분도 물 배출을 도와주는데 칼륨이 많이 든 살구나 사과, 바나나, 버섯, 녹황색 채소, 콩, 감자, 해초 등을 자주 먹으면 좋다.

수분 배출을 돕는 운동으로는 뒷 발목을 쭉 펴는 방법이 있다. 이렇게 하면 다리 뒤 근육이 펴지면서 방광경이 자극돼 신장과 방광의 기능이 높아진다. 발목을 당겨 뒷다리가 펴진 상태로 10초 있다가 힘을 빼는 것을 열 번 정도 반복하면 된다.

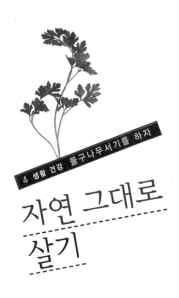

자연 그대로 살기

물고기가 한강에 몰래 버린 독극물을 먹고 '괴물'이 되어 한바탕 극장가를 흔든 적이 있다. 불가사리와 에이리언과 물고기를 합한 것 같은 괴물의 모습은 자연을 파괴한 인간의 미래를 보여주는 끔찍한 상징이 아닐 수 없다.

독은 인간이 만드는 것이지 결코 자연이 만든 게 아니다. 아무리 이상한 것이라 해도 자연에 속해 있는 것을 먹어서 괴물이 되는 일은 없다.

어렸을 때 무지 고생했던 사람의 이야기를 들은 적이 있다. 그의 어머니는 12남매 중 막내를 낳고서 돌아가시고 충격받은 아버지는 집을 나가버렸다. 아이들만 있던 그 집은 차례로 죽어 셋만 남았는데, 그의 두 형들도 끝내는 집을 나가 혼자만 남게 되었다.

모두가 가난했던 시절이라 먹을 게 모자라기만 했던 그때에 시골에서 고아 아닌 고아가 되어야 했던 어린 소년에게는 생존을 위한 치열한 인생이 시작되었다.

봄에서 가을까지는 개구리를 잡아서 뒷다리를 구워 먹은 것이 몇 가마니는 될 것이고 메뚜기 또한 수없이 잡아서 구워 먹었다. 그리고 산에서 캔 칡뿌리와 열매 등 논두렁 밭두렁에 나는 나물들을 수도 없이 뜯어서 먹으며 굶주린 배를 채웠다.

문제는 겨울이었다. 개구리도 메뚜기도 없는 겨울은 굶어 죽기 딱 알맞은 계절이었다. 굶주림에 지쳐 있던 그에게 먹을 것 한 가지가 눈앞을 지나갔다. 바로 쥐였다. 시골 방앗간이나 곳간을 드나들며 곡식을 훔쳐 먹은 쥐는 바짝 마른 소년보다 훨씬 살이 통통하게 올라 있었다.

소년은 그때부터 쥐를 잡아서 불에 그슬린 후 털을 벗기고 속에 있는 걸 다 꺼낸 후 씻어서 다시 구워 먹는 방법으로 겨울에 죽지 않고 살 수 있었다.

그때 그렇게 먹은 식물들과 동물들이 이제 보니 영양이 많은 보신식품이었다며 60세가 다 된 그는 웃었다.

그는 그렇게 엽기적인 음식을 먹기만 한 것이 아니라 12세의 어린 나이부터 일거리만 생기면 닥치는 대로 일해 등록금을 벌려고 버둥거렸다. 신문배달부터 어린 나이에 자갈을 퍼 나르는 막노동판까지 하지 않은 일이 없었다.

그렇게 겨우겨우 등록금을 마련해서 중학교를 가고 또 일해서 명문 고등학교에도 입학하였다. 지방에서 서울로 등교를 해야 했던 그는 서울역에 내리면 버스비가 없어서 학교까지 전속력으로 뛰어갔다. 하지만 3년 동안 지각 한 번 하지 않았단다.

소년은 나중에 어엿한 대학생이 되었고 지금은 많은 이들에게 존경받는 사람이 되었다. 먹을 것이 없어서 닥치는 대로 잡아먹고 막일을 수없이 하며 학교도 뛰어서 다닌 고생스러운 삶 덕분에 그는 누구보다 건강한 몸과 마음으로 일하고 있다.

이제 공해로 개구리도 메뚜기도 많이 없어진 지금에 와서 개구리나 메뚜기를 잡아먹어야 한다는 이야기를 하려는 것이 아니다. 쌀 한 톨 없는 환경에서 한 소년을 굶겨 죽이지 않고 키워낸 자연의 고마움을 우리는 환경파괴라는 원수로 갚고 있다. 단순히 개구리나 메뚜기가 없어지는 것이 안타까운 것이 아니라 이제 괴물보다 더 무섭게 이빨을 드러내며 다가오고 있는 자연의 보복이 두려워진다.

몇 년 전 여름, 한강변을 산책하다 보았던 '괴물'의 촬영현장을 떠올리자 차라리 괴물처럼 눈에 보이는 무서운 실체로 자연 파괴의 대가가 나타나면 많은 사람들이 환경의 심각성을 느낄 텐데 하는 생각이 들었다.

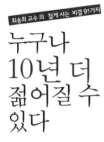

최송희 교수 의 젊게 사는 비결 91가지

누구나
10년 더
젊어질 수
있다

초판 1쇄 발행 2010년 9월 20일
초판 4쇄 발행 2011년 11월 25일

지 은 이 최송희
펴 낸 이 신원영
펴 낸 곳 (주)신원문화사

편   집 장경근 김순선 최미임
디 자 인 송효영
영   업 이정민
총   무 양은선 김희자 정하영 강수연
관   리 조경화 도재혁 김용권 박윤식
경영지원 윤석원

주   소 서울시 영등포구 당산동 121-245 신원빌딩 3층
전   화 3664 – 2131~4
팩   스 3664 – 2130
출판등록 1976년 9월 16일 제5 – 68호

* 파본은 본사나 서점에서 교환해 드립니다.

ISBN 978-89-359-1539-2 (03510)